幼儿园传染病控制

Infection Control in the Child Care Center and Preschool

第 8 版

主　编　Leigh B. Grossman
主　译　周祖木
副主译　陈　浩　潘会明

人民卫生出版社

Infection Control in the Child Care Center and Preschool 8th Edition (9781936287642)

图书在版编目(CIP)数据

幼儿园传染病控制 /(美)利•B. 格罗斯曼(Leigh B.Grossman)主编;周祖木主译. —北京:人民卫生出版社,2017
ISBN 978-7-117-23985-1

Ⅰ. ①幼… Ⅱ. ①利…②周… Ⅲ. ①幼儿园－传染病防治 Ⅳ. ①R183

中国版本图书馆 CIP 数据核字(2017)第 012191 号

图字:01-2016-3242

幼儿园传染病控制

主　　译:周祖木
出版发行:人民卫生出版社(中继线 010-59780011)
地　　址:北京市朝阳区潘家园南里 19 号
邮　　编:100021
E - mail:pmph @ pmph.com
购书热线:010-59787592　010-59787584　010-65264830
印　　刷:中国农业出版社印刷厂
经　　销:新华书店
开　　本:850×1168　1/32　**印张:**10.5
字　　数:263 千字
版　　次:2017 年 2 月第 1 版　2017 年 2 月第 1 版第 1 次印刷
标准书号:ISBN 978-7-117-23985-1/R・23986
定　　价:58.00 元

译者名单

主　译　周祖木

副主译　陈　浩　潘会明

译者和审校者名单（按姓氏笔画为序）

王黎荔　浙江省温州市疾病预防控制中心

卢　易　温州医科大学

田　雨　湖北省宜昌市疾病预防控制中心

孙宝昌　浙江省温州市疾病预防控制中心

李芳芳　湖北省宜昌市疾病预防控制中心

杨小伟　浙江省温州市疾病预防控制中心

杨桂丽　浙江省温州市疾病预防控制中心

邹　艳　浙江省疾病预防控制中心

张丽华　湖北省宜昌市疾病预防控制中心

陈　浩　温州医科大学附属第二医院

陈向阳　浙江省温州市疾病预防控制中心

周祖木　浙江省温州市疾病预防控制中心

赵　露　湖北省宜昌市疾病预防控制中心

蔡彩萍　温州医科大学附属第一医院

潘会明　湖北省宜昌市疾病预防控制中心

致我的孙子 Brock，他是健康儿童保健和所有学龄前儿童效仿的楷模。

译者的话

传染病是当今世界上最重要的公共卫生问题之一，影响到社会的方方面面，不仅严重影响经济、贸易和旅行，同时也可导致社会的不稳定，尤其影响到人的健康乃至生命安全，因而引起各国政府和相关部门的高度关注。幼儿园发生传染病暴发或流行较为常见，且往往会导致严重后果，因为婴幼儿是一个特别的群体，特别容易感染传染病，且这些疾病容易在幼托机构中传播；尽管采取了一些措施（如隔离），但并不一定就能完全预防和控制传染病的发生和暴发；同时，儿童自身的一些特点，如彼此密切接触以及卫生习惯不良等，都会促进传染病的传播；此外，儿童传染病也容易被漏诊，并可造成传播等严重后果。

近年来国内外传染病不断发生，且经常发生大规模暴发或流行，其中尤以幼儿园等幼托机构为多，高发年龄组为学龄前儿童。为有效应对和防控幼儿园的传染病暴发或流行，美国弗吉尼亚大学健康中心儿童传染病科主任、儿科学教授 Leigh B. Grossman 医学博士主编了 *Infection control in the child care center and preschool* 一书，并于 2012 年出版了第 8 版。该书内容比以前版本更加丰富、新颖，提供的有关传染病的一些重要信息对今后我国幼儿园传染病的防治工作具有重要意义。

本书分为传播、政策、高危人群的照料和特殊的感染四篇。在特殊的感染一篇还描述了每种疾病的临床表现、病原体、流行病学、诊断、治疗、传染期和感染控制等几个部分。本书内容根据目前的热点、难点问题进行科学地阐述，实用价值高，简明扼要，具有很强的专业性，同时又具有普及性。本书内容丰富、权威性强、概念清楚，论述全面系统，注重科学性、实用性、可操作性，不仅对从事传染病预防控制的人员，而且对临床医生、儿科医生、幼儿园工作人员、校医也有重要参考价值，也可作为卫生行政人员决策的依据。此外，还可供儿童家长及所有其他与传染病预防控制直接或间接有关的人士，包括传媒工作者、健康教育与促进工作者等阅读参考，更不失为相关领域人员培训的教材。

本书适用面广，不仅适合于美国，同样也适合于包括中国在内的其他国家，并对其他国家具有重要的借鉴和参考价值。同时，书中主要内容主要针对儿童，但许多内容也同样适用于成人。

在翻译本书过程中，承蒙美国 Demos Medical 出版社的大力支持，许可翻译和出版；承蒙本书的各位译者在很短时间内抽暇译完各个章节；承蒙人民卫生出版社对中译本及时出版的大力支持，在此一并表示衷心的感谢！

由于我们学识水平有限，难免在译作中出现这样或那样的缺点和错误，敬请读者不吝指正。

周祖木

2016年8月31日

原著序

2010 年美国人口普查局报告，在 2000 万还未去幼儿园的 0～4 岁儿童中有 1270 万（63%）从其他人员（非父母）那里接受了某种形式的儿童健康保健。

预防传染病在幼儿园的传播一直强调患儿在患病期间要禁止入园。然而，经验表明这些隔离规定并不能预防散发病例和感染的暴发，同时感染还可以从幼儿园儿童扩散到家庭和周围社区。幼儿园儿童中传染病发病率高的原因之一是因为他们属于最易感人群。由于 5 岁以下婴儿和儿童以前未接触大多数传染病病原体，因此一旦感染，就可在该易感人群中迅速传播。儿童的密切接触、照料和玩耍，加上缺乏良好的卫生习惯，都可进一步促进感染性病原体的传播。许多儿童在出现症状前就有传染性，或者为慢性病原携带者，或者为轻型疾病和无症状感染，从而导致漏诊，但这些儿童仍可传播给其他儿童或成人，从而进一步限制了对感染病例实施隔离的作用。

本书旨在为幼儿园工作人员、儿科医生、家庭医生和公共卫生官员提供有关幼儿园儿童感染及其控制的最新和易懂的参考资料。本书包括：

- 传染病如何传播概述。
- 合理使用抗生素概述。
- 建议的入园要求、工作人员健康教育和受雇者健康的政策。

- 感染的高危儿童（如婴儿、免疫缺陷儿童和慢性病儿童）指南。
- 暴发调查和处理指南。
- 特殊病原体信息和有关传染源、传播途径、潜伏期、传染期信息，以及对这种独特场所每种传染病处理的建议。

总之，我非常感谢我的助手 Arlene Estrada, 她独当一面，组织、编辑并提供秘书助理服务，使得本书的每个版本都比前一版本更加完美。我也非常感谢本书的各位作者，他们在撰写本书时不仅提供专业知识、时间和学识，而且也非常感谢他们作为尊敬的同事和儿科专家，花费大量时间来处理和预防儿童传染病的传播。

Leigh B. Grossman 医学博士

（周祖木 译　卢　易 校）

原著作者

Stuart P. Adler 医学博士
Professor
Pediatric Infectious Diseases
Virginia Commonwealth University Health Systems
Richmond，Virginia
儿童传染病学教授
弗吉尼亚州里士满，美国弗吉尼亚联邦大学健康中心

Susan M. Anderson 医学博士
Associate Professor of Clinical Pediatrics
University of Virginia Health System
Kluge Children's Rehabilitation Center
Charlottesville，Virginia
临床儿科学副教授
弗吉尼亚州夏洛茨维尔，弗吉尼亚大学健康中心，Kluge 儿童康复中心

James Christopher Day 医学博士
Pediatric Infectious Disease Fellow
Children's Mercy Hospital and Clinics
Kansas City，Missouri
儿童传染病研究员
密苏里州堪萨斯市，儿童慈善医院和诊所

Anne A. Gershon 医学博士
Professor of Pediatrics
Director, Division of Pediatric Infectious Diseases
Columbia University Medical Center
New York, New York
儿科学教授
纽约州纽约市，哥伦比亚大学医学中心儿童传染病科主任

Charles M. Ginsburg 医学博士
Marilyn R. Corrigan Distinguished Chair in Pediatrics
Professor and Chairman
Department of Pediatrics
University of Texas Southwestern Medical Center
Dallas, Texas
Marilyn R. Corrigan 儿科特聘讲座教授
儿科系主任，教授
得克萨斯州达拉斯，得克萨斯大学西南医学中心

Leigh B. Grossman 医学博士
Professor of Pediatrics
Chief, Division of Pediatric Infectious Disease
University of Virginia Health System
Charlottesville, Virginia
儿科学教授
弗吉尼亚州夏洛茨维尔，弗吉尼亚大学健康中心儿童传染病科主任

Caroline Breese Hall 医学博士
Professor of Pediatrics and Medicine, Infectious Diseases
University of Rochester School of Medicine and Dentistry
Rochester, New York
儿科和内科、传染病学教授
纽约州罗彻斯特，罗彻斯特大学医学和牙科学院

Scott A. Halperin 医学博士
Professor of Pediatrics and Microbiology and Immunology
Dalhousie University
IWK Health Centre
Halifax, Nova Scotia
Canada
儿科、微生物学和免疫学教授
加拿大新斯科舍省哈利法克斯，达尔豪西大学、IWK 健康中心

Margaret R. Hammerschlag 医学博士
Professor of Pediatrics and Medicine
Director, Division of Pediatric Infectious Diseases
SUNY Downstate Medical Center
Brooklyn, New York
儿科和内科学教授
纽约州布鲁克林，纽约州立大学州南医学中心儿童传染病科主任

Gregory F. Hayden 医学博士
Professor of Pediatrics
Division of General Pediatrics
University of Virginia Health System
Charlottesville, Virginia
儿科学教授
弗吉尼亚州夏洛茨维尔，弗吉尼亚大学健康中心普通儿科系

J. Owen Hendley 医学博士
Professor of Pediatrics
Division of Pediatric Infectious Disease
University of Virginia Health System
Charlottesville, Virginia
儿科学教授
弗吉尼亚州夏洛茨维尔，弗吉尼亚大学健康中心儿童传染病科

Vincent Iannelli 医学博士
Associate Professor of Pediatrics
Southwestern Medical School in Dallas
University of Texas
Rowlett, Texas
儿科学副教授
得克萨斯州罗利特，得克萨斯大学达拉斯西南医学院

Mary Anne Jackson 医学博士
Professor of Pediatrics
Chief, Section of Pediatric Infectious Diseases
Children's Mercy Hospital
Kansas City, Missouri
儿科学教授
儿童传染病科主任
密苏里州堪萨斯市，儿童慈善医院

Richard F. Jacobs 医学博士
Robert H. Fiser Chair in Pediatrics
Professor and Chairman,
Department of Pediatrics
President, Arkansas Children's Hospital Research Institute
Pediatric Infectious Diseases
Arkansas Children's Hospital
Little Rock, Arkansas
儿科主任，教授
阿肯色州小石城，阿肯色州立儿童医院儿童传染病科
阿肯色州儿童医院研究所所长

Barbara A. Jantausch 医学博士
Associate Professor of Pediatrics
Division of Infectious Diseases
Children's National Medical Center
Washington, DC
儿科学副教授
华盛顿哥伦比亚特区，国家儿童医学中心传染病科

Sheldon L. Kaplan 医学博士
Professor and Vice-Chairman for Clinical Affairs
Head, Section of Infectious Diseases
Department of Pediatrics
Baylor College of Medicine
Chief, Infectious Disease Service
Texas Children's Hospital
Houston, Texas
教授，临床事务部副主任
传染病科主任
得克萨斯州休斯敦，得克萨斯儿童医院、贝勒医学院儿科系

David A. Kaufman 医学博士
Associate Professor of Pediatrics
Department of Pediatrics
University of Virginia Health System
Charlottesville, Virginia
儿科副教授
弗吉尼亚州夏洛茨维尔，弗吉尼亚大学健康中心儿科系

Joel D. Klein 医学博士
Professor of Pediatrics
Division of Infectious Diseases
Thomas Jefferson Medical College
Thomas Jefferson University
Alfred I. DuPont Hospital for Children
Wilmington, Delaware
儿科学教授
特拉华州威尔明顿，Alfred I. DuPont 儿童医院
托马斯杰斐逊大学托马斯杰斐逊医学院传染病学系

William C. Koch 医学博士
Associate Professor of Pediatrics
Division of Pediatric Infectious Diseases
Virginia Commonwealth University School of Medicine
Medical College of Virginia Campus
Richmond, Virginia
儿科副教授
弗吉尼亚州里士满，美国弗吉尼亚联邦大学医学院儿童传染病系

S. Michael Marcy 医学博士
Clinical Professor of Pediatrics
University of California Los Angeles
and University of Southern California
Schools of Medicine
Los Angeles, California
临床儿科学教授
加利福尼亚州洛杉矶，加州大学洛杉矶分校、南加州大学医学院

Marian G. Michaels 医学博士

Professor of Pediatrics and Surgery

Division of Infectious Diseases

Children's Hospital of Pittsburgh of UPMC

Pittsburgh, Pennsylvania

儿科和外科学教授

宾夕法尼亚州匹兹堡，匹兹堡大学医学中心、匹兹堡儿童医院传染病科

ChrisAnna M. Mink 医学博士

Clinical Professor of Pediatrics

Department of Pediatrics

Harbor-UCLA Medical Center

Torrance, California

临床儿科学教授

加利福尼亚州托兰斯，Harbor-UCLA 医学中心儿科

Jonathan P. Moorman 医学博士，哲学博士

Professor and Division Chief, Infectious Diseases

James H. Quillen College of Medicine

Section Chief, Infectious Diseases, Quillen VAMC

East Tennessee State University

Johnson City, Tennessee

传染病学教授，系主任

田纳西州约翰逊城，东田纳西州立大学 James H. Quillen 医学院

Quillen 退伍军人管理局医疗中心传染病学部主任

Trudy V. Murphy 医学博士
Team Lead，Vaccine Research and Policy
Advisor to the Division Director on Vaccine Policy
Division of Viral Hepatitis
National Center for HIV/AIDS，Viral Hepatitis，STD，
and TB Prevention（NCHHSTP）
Centers for Disease Control and Prevention
Atlanta，Georgia
疫苗研究与政策小组组长
疫苗政策部主任顾问
乔治亚州亚特兰大，美国疾病预防控制中心
国家HIV/AIDS、病毒性肝炎、性传播疾病和结核病预防中心病毒性肝炎部

Michael F. Rein 医学博士
Professor Emeritus of Medicine
University of Virginia Health System
Charlottesville，Virginia
医学名誉教授
弗吉尼亚州夏洛茨维尔，弗吉尼亚大学健康中心

Karen S. Rheuban 医学博士
Professor of Pediatrics
Division of Pediatric Cardiology
University of Virginia Health System
Charlottesville，Virginia
儿科学教授
弗吉尼亚州夏洛茨维尔，弗吉尼亚大学健康中心儿童心脏病科

William J. Rodriguez 医学博士，哲学博士
Science Director
Office of Pediatric Therapeutics/OC/FDA
Silver Spring，Maryland
科学主任
马里兰州银泉市，美国食品药品管理局合规办公室、儿科治疗处

Theresa A. Schlager 医学博士
Professor of Pediatrics and Emergency Medicine
University of Virginia Health System
Charlottesville，Virginia
儿科学和急诊医学教授
弗吉尼亚州夏洛茨维尔，弗吉尼亚大学健康中心

Gwendolyn B. Scott 医学博士
Professor of Pediatrics
Director，Division of Pediatric Infectious Disease
and Immunology
University of Miami Miller School of Medicine
Miami，Florida
儿科学教授、儿童传染病和免疫学系主任
佛罗里达州迈阿密，迈阿密大学米勒医学院

Eugene D. Shapiro 医学博士
Professor of Pediatrics，Epidemiology
And Investigative Medicine
Associate Chair，Department of Pediatrics
Yale University School of Medicine
New Haven，Connecticut
儿科、流行病学和调查医学教授、儿科系副主任
康涅狄格州纽黑文，耶鲁大学医学院

Ziad M. Shehab 医学博士
Professor of Pediatrics and Pathology
Department of Pediatrics
The University of Arizona Health Sciences Center
Tucson, Arizona
儿科和病理学教授
亚利桑那州图森，亚利桑那大学健康科学中心儿科系

Stephanie H. Stovall 医学博士
Assistant Professor
Clinical Attending, Pediatric Infectious Diseases
Children's Hospital of SouthWest Florida
Lee Memorial Health System
Fort Myers, Florida
助理教授、临床主治医师
佛罗里达州迈尔斯堡 Lee 纪念健康中心、西南佛罗里达儿童医院
儿童传染病科

Ciro V. Sumaya 医学博士
Professor, Health Policy and Management
Cox Endowed Chair in Medicine
Founding Dean (1997—2008), School of Rural Public Health
Texas A and M University System Health Science Center
College Station, Texas
卫生政策和管理学教授
得克萨斯州科利奇站，得克萨斯农工大学卫生科学中心
农村公共卫生学院创始院长（1997—2008）
Cox 特聘医学讲座教授

Tania A. Thomas 医学博士
Fellow, Infectious Diseases and International Health
University of Virginia Health System
Charlottesville, Virginia
传染病及国际卫生研究员
弗吉尼亚州夏洛茨维尔，弗吉尼亚大学健康中心

Patricia Treadwell 医学博士
Professor of Pediatrics
Indiana University School of Medicine
Indianapolis, Indiana
儿科学教授
印第安纳州印第安纳波利斯，印第安纳大学医学院

Ronald B. Turner 医学博士
Professor of Pediatrics
Division of Pediatric Infectious Disease
University of Virginia Health System
Charlottesville, Virginia
儿科学教授
弗吉尼亚州夏洛茨维尔，弗吉尼亚大学健康中心儿童传染病科

Linda A. Waggoner-Fountain 医学博士，教育硕士
Associate Professor of Pediatrics
Division of Pediatric Infectious Disease
University of Virginia Health System
Charlottesville, Virginia
儿科副教授
弗吉尼亚州夏洛茨维尔，弗吉尼亚大学健康中心儿童传染病科

David A. Whiting 医学博士
Clinical Professor of Dermatology and Pediatrics
Medical Director, The Hair Research and Treatment Center
University of Texas Southwestern Medical Center
Dallas, Texas
皮肤病学和儿科临床学教授
得克萨斯州达拉斯，得克萨斯大学西南医学中心
头发研究和治疗中心医疗部主任

Richard J. Whitley 医学博士
Loeb Eminent Scholar Chair in Pediatrics
Distinguished Professor of Pediatrics
Professor of Microbiology and Medicine
University of Alabama at Birmingham
Birmingham, Alabama
儿科杰出教授、Loeb 儿科讲座教授
微生物学和医学教授
亚拉巴马州伯明翰，亚拉巴马大学伯明翰分校

Terry Yamauchi 医学博士
Professor
Department of Pediatrics
University of Arkansas for Medical Sciences（UAMS）
College of Medicine
Little Rock, Arkansas
儿科系教授
阿肯色州小石城，阿肯色大学医学院

（周祖木 译　卢　易 校）

目 录

第一篇 传 播

第二篇 政 策

第三篇 高危儿童的照料

第四篇 特殊的感染

第一篇

传　播

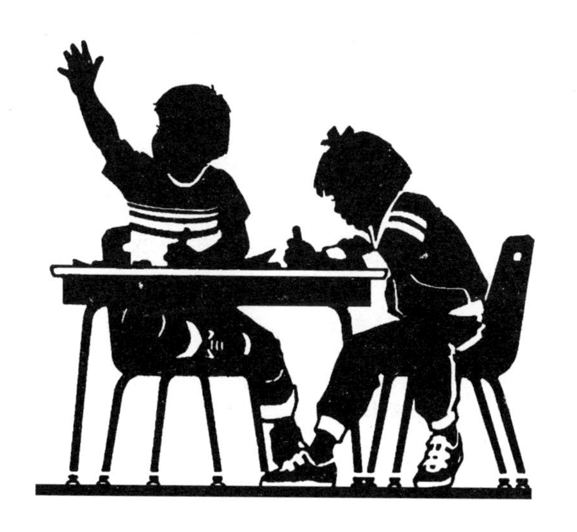

第1章

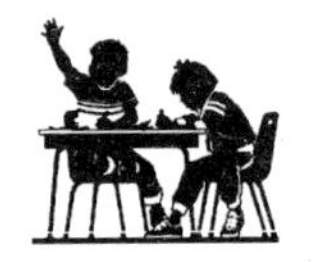

病原体如何传播

J. Owen Hendley

幼儿园是一个有利于感染性病原体传播的独特场所。事实上，对每种传染病易感的学龄前儿童，每天与玩伴聚集在一起，每个儿童从其家里带来的病毒、细菌和寄生虫，都可能传给其他儿童。聚集的儿童的个人卫生习惯，即使在最好情况下也会有些问题，有时会非常糟糕。受到感染的儿童可将大量病原体传给幼儿园的成人工作人员、父母和兄弟姐妹以及玩伴。

如果我们有简便而实用的方法来预防病原体在幼儿园或学龄前环境中的传播，那本书就没有存在的必要了。因为没有这样的方法，所以要强调掌握有关感染性病原体传播的知识作为控制传播的基本原理。

病原体从感染的个体传播到未感染者需要三个步骤（表 1-1）。首先，病原体必须从感染者的某个部位如鼻、口腔或粪便中排出，而不一定要通过皮肤（除疖子、脓疱疮或水痘外）或衣物排出。其次，排出的病原体必须传给健康人。可以通过空气（如气溶胶传播），或直接接触（如握手），或通过媒介表面（如门把手）传播。最后，感染的病原体必须到达易感部位（通常为口腔、鼻或眼睛）才能感染健康者。健康者皮肤上的病原体通常不感染人，除非与易感者有黏膜接触。

感染儿童排出病原体的部位现在已经明确，感染胃肠道的病原体（病毒、细菌和寄生虫）随粪便排出；感染呼吸道的病毒和细菌随呼吸道分泌物（鼻黏液、咳嗽或喷嚏的飞沫）排出，而不从粪便排出；在唾液和尿液中可排出巨细胞病毒（表1-1）。

表1-1　幼儿园中传播的病原体

	细菌	病毒	寄生虫
直接传播	A群链球菌 金黄色葡萄球菌	单纯疱疹病毒 带状疱疹病毒 传染病软疣	虱病 疥疮
呼吸道传播	百日咳杆菌 A群链球菌 流感嗜血杆菌 结核分枝杆菌 脑膜炎奈瑟菌	腺病毒 流感 麻疹 副流感 呼吸道合胞病毒 鼻病毒 水痘	
粪-口途径传播	弯曲菌 大肠杆菌 沙门菌 志贺菌	肠道病毒 甲型肝炎 戊型肝炎 轮状病毒 杯状病毒 星状病毒	隐孢子虫 蓝氏贾第鞭毛虫 蛲虫
接触传播 感染的血液和分泌物（尿、唾液）传播		巨细胞病毒 乙型肝炎 丙型肝炎 单纯疱疹病毒 人类免疫缺陷病毒	

可以用两个例子来说明传播的三个步骤（表1-2）。首先，导致胃肠炎的病毒（如轮状病毒）从腹泻患儿的粪便中排出，并开始传播。然后，人们在更换婴儿尿布时，手被粪便污染，随后传给健康者。最后一步是接触易感部位，健康者将手或者污染的物品放到口腔中。病毒被摄入后，感染下消化道。这种粪-口途径的传播可用肥皂和水去除个体手上污染的病毒。

表 1-2　感染性病原体从感染者传给健康者所需的三个步骤

排出	必须由感染者从感染部位排出病原体
传播	病原体必须传给健康者
接触	病原体必须到达健康者的易感部位

第二个例子是呼吸道病毒（鼻病毒、呼吸道合胞病毒）的传播，这些病毒可从鼻分泌物排出，并以飞沫形式在咳嗽时排出。这些飞沫中的病毒可通过空气传给健康者。在健康者吸入被飞沫污染的空气时，易感的黏膜部位可接触病毒。病原体通过空气传播的频率可能较低，但确切的频率还不太清楚。另一方面，鼻分泌物中的病毒可污染患者的手，通过手污染环境中的物品。在接触污染的物品或手和接触患者鼻分泌物后，再传播给健康者的手。传播的最后一个步骤是接触，健康者的手与鼻子或眼睛的黏膜接触，然后将病毒留在黏膜上。这种自我接种的步骤可以在接触黏膜前通过洗手来去除病毒，而擦鼻子或揉眼睛会发生黏膜接触。

对防止感染性病原体在幼儿园的传播，可以做些什么呢？对尿布更换部位的持续清洁是明显减少粪便污染环境的方法。在幼儿园工作的成人经常洗手也是一种控制措施，这种措施对预防自我接种防止将污染手的病原体传给其他儿童是必要的。儿童和工作人员获得洗手设施和反复使用这些设施的重要性无论怎么强调也不为过。

（周祖木 译　陈　浩 校）

第二篇

政　策

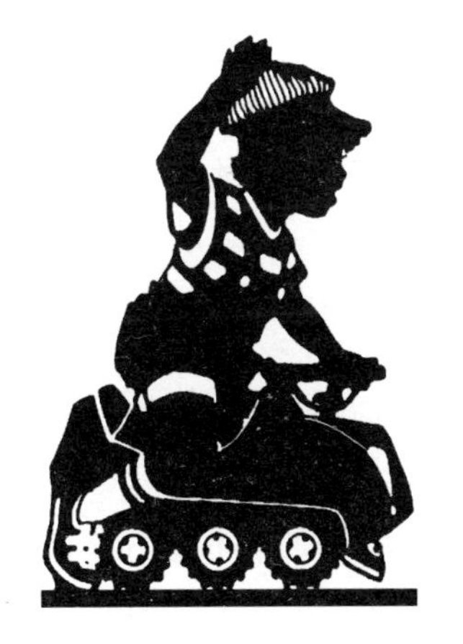

第2章

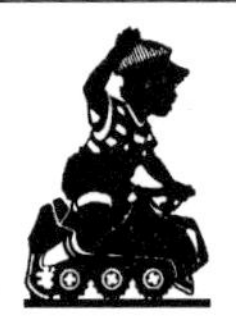

幼儿园儿童和工作人员准则

Terry Yamauchi

随着幼儿园入园儿童人数的持续增加，制定针对这个特殊人群的感染控制准则很有必要。

幼儿园的一般政策

与家长和医生的联络 幼儿园工作人员是健康促进和健康维护的非常重要的资源。他们应与家长和医生保持紧密的工作联系，确保按时接种疫苗，及时发现健康问题并进行适当管理。应告知家长有关社区和机构暴露于传染病的情况。应充分利用每天上学和放学的交接时间，与家长进行联络。家长在家时应能识别儿童或者家庭成员的感染症状。

与公共卫生部门的联络 幼儿园工作人员应该与当地公共卫生部门保持紧密的工作联系。幼儿园工作人员应知道卫生保健人员对所有儿童所承担的责任，而家长们则主要关注自己的孩子，私人医生则主要关注自己的病人。应寻求与其他卫生保健人员和幼儿园的联络。在诸如流感和其他呼吸道感染等季节性疾病期间，这种联络尤为重要。

医生组织 对使用尿布和不使用尿布的儿童，应该有专门的房间和照顾者。食物制备区必须与尿布更换区分开；每个区域都应有洗手设施。盥洗室必须要有洗手设施。婴儿床之间应该至少间隔 0.91 米，以减少经空气传播病原体的传播；未经彻底清洗的被褥和床垫，不得共用。

人员编制问题　工作人员与儿童的比例为1∶3或者1∶4，应小班化，每个班最多8～12名婴儿。工作人员需要培训和并对他们的工作进行持续监督。主要照料者各司其职，要降低暴露，从而减少感染风险。尿布更换和制备食品配料的工作应尽可能由不同的工作人员负责。保护婴儿避免接触患流感或其他传染病的儿童和卫生保健人员。应强调所有工作人员必须洗手和讲究个人卫生。

对入园儿童的策略

幼儿园不接收罹患传染病的儿童，除非有特定的设施来照料患儿。入园儿童的行为特点使得感染性病原体易于传播。由于在潜伏期难以发现传染病以及在出现症状前已感染病原体这一众所周知的事实，因此重要的是，一旦发现传染病，就应采取防治措施。应仔细询问家长或者监护人有关入园儿童和其他家庭成员（兄弟姐妹和父母）的感染症状。诸如发热、嗜睡、喂养困难、活动减少等症状或者异常行为，是提示发病的前驱症状。虽然这些症状并不一定要求儿童不去幼儿园上学，但是要密切观察疾病的进一步发展。

对患病儿童的其他处理　有些症状，如发热、腹泻、呕吐、皮疹、皮损、伤口感染、咳嗽或流涕，可能提醒工作人员发生传染病的可能性很大（表2-1）。上述症状也可能是其他疾病的结果，而与感染性病原体无关。然而，这些症状很可能与会传播的病原体有关，故应该尽可能寻求这些儿童的病原体来源。入园时，如果白天儿童被认为有病，家长需要做出其他安排。家长必须了解幼儿园对患病儿童的规定和公共卫生当局制定的严禁入园准则。

表 2-1　儿童感染的常见症状和体征

症状和体征	说明
咳嗽	● 呼吸道感染、细支气管炎、鼻窦炎、呼吸道合胞病毒引起的肺炎、副流感病毒感染、流感、腺病毒感染、百日咳、流感嗜血杆菌感染、肺炎球菌感染等。
腹泻	● 多种感染性病原体，包括沙门菌、志贺菌、弯曲菌、耶尔森菌、贾第鞭毛虫属、隐孢子虫、轮状病毒、肠道病毒和寄生虫。
发热	● 可能是病毒性或细菌性疾病的全身症状。
头痛和（或）颈项强直	● 可能是很多疾病的症状，但是伴有发热提示为细菌性或病毒性脑膜炎。
皮肤感染或疖	● 可能提示脓疱病、疱疹性感染、水痘或伤口感染，如果儿童有此类症状，未经医生同意，不得进入幼儿园。
有异常或不明原因哭闹的易激惹	● 可能是很多疾病的症状，但是伴有发热提示细菌性或病毒性脑膜炎。
身体或头皮瘙痒	● 密切观察皮损或病原体如疥疮和虱子。
嗜睡	● 可能是病毒性或细菌性疾病的全身症状。
急性结膜炎	● 流泪、眼痒、肿胀和压痛，伴有眼红和（或）眼睛排出分泌物，提示病毒性或细菌性结膜炎。
呼吸急促或改变	● 上述呼吸道感染。
皮疹	● 一般必须逐例评估；如果对病因有怀疑，应咨询医生。
咽喉痛	● 呼吸道感染、咽炎、扁桃体炎，为病毒性和A群链球菌（链球菌性咽炎）。
口腔炎	● 可能是病毒性龈口炎的症状（柯萨奇病毒、疱疹病毒）。
呕吐	● 可能是病毒性或细菌性疾病的全身症状。
皮肤黄疸和（或）眼睛黄染	● 可能是肝炎的症状，如果儿童有此等症状，未经医生同意，不得进入幼儿园。

入园儿童的免疫接种　入园儿童要按时接种疫苗。强烈推荐入园儿童接种下列疫苗：白喉、b型流感嗜血杆菌、甲型肝炎、乙型肝炎、流感、流行性腮腺炎、百日咳、肺炎球菌、脊髓灰质炎、轮状病毒、风疹、麻疹、破伤风和水痘等疫苗（表2-2）。在美国的有些州，对入园儿童强制接种疫苗。请参照各州卫生当局的要求接种疫苗。

表2-2　对入园儿童推荐的疫苗

疫苗	注释
白喉疫苗（灭活）	● 在2、4、6和18月龄时接种，在入学时需重新接种，并且每10年接种1次。
b型流感嗜血杆菌结合疫苗（灭活）	● 在2、4、6和15月龄时接种。
甲肝疫苗（灭活）	● 12月龄时首次接种，两剂间隔6～12个月。
乙肝疫苗（灭活）	● 在出生时、1月龄和6月龄时接种。
流感疫苗（灭活、活疫苗或减毒活疫苗）	● 6月龄或以上儿童每年接种1次。上一个流行季节没有接种单价疫苗的儿童需在本季节接种2剂流感疫苗。
脑膜炎球菌疫苗（灭活）	● 2岁后接种。
流行性腮腺炎疫苗（活疫苗或减毒活疫苗）	● 15月龄时接种1剂，4～6岁加强接种。
无细胞百日咳疫苗（灭活）	● 在2、4、6和18月龄时接种，在入学时需再次接种，以后每10年接种1次。
肺炎球菌疫苗（灭活）	● 在2、4、6和12～15月龄时接种。
脊髓灰质炎疫苗（灭活）	● 在2、4和18月龄时接种，4～6岁加强接种。
风疹疫苗（活疫苗或减毒活疫苗）	● 15月龄时接种，4～6岁加强接种。
麻疹疫苗（活疫苗，或者减毒活疫苗）	● 15月龄时接种，4～6岁加强接种。

续表

疫苗	注释
轮状病毒疫苗（活疫苗或减毒活疫苗）	● 在2、4和6月龄时接种。
破伤风疫苗（灭活）	● 在2、4、6和18月龄时接种，在入学时重新接种，以后每10年接种1次。
水痘疫苗（活疫苗或减毒活疫苗）	● 在12～18月龄时接种。

这一建议仅仅作为一个指南。免疫制剂由初级卫生保健人员自行选择。在暴发和（或）流行情况下，可能会提出更强烈的建议。

入园儿童的病史 要努力获得所有入园儿童的详细病史。必要的医疗信息应包括免疫接种记录、已知的过敏史、既往史、感染史、创伤和药物使用情况。来自高危场所的儿童应在入园前筛查结核病。

对工作人员的政策

幼儿园工作人员应无已知的感染和保持高标准的个人卫生。应获取工作人员的病史资料。这些病史可以通过记录既往的感染史、免疫接种和药物使用情况，来识别工作人员的易感性。特别重要的是，如麻疹、流行性腮腺炎、风疹和水痘等儿童病史有助于确定工作人员当前对疫苗可预防疾病的免疫状况。这些信息对了解疫苗产生的免疫力也有重要的意义，如有些疫苗诱导的免疫随着时间的推延而减弱（百日咳和麻疹疫苗）；而另一些疫苗则可产生终生免疫。应确定已获得保护和未获得保护的工作人员。对幼儿园工作人员的特定免疫接种建议概述如下。

工作人员服用抑制免疫反应的药物会增加感染的风险。尽管皮质类固醇往往与降低免疫反应密切有关，但通常用于急症治疗的剂量（如过敏反应）不足以损坏人体的正常免疫反应。即便需要长期使用皮质类固醇来治疗哮喘或系统性红斑狼疮等疾病，也不会抑制人体的正常免疫反应，故不需要担忧。用于治疗癌症和（或）移植病人的高剂量皮质类固醇或化疗药物，是唯一能增加幼儿园工作人员感染风险的条件。如果工作人员的免疫状态有任何问题，建议医生出具其目前状况的声明。如上所述，工作人员应无已知的感染并保持高标准的个人卫生。

吸烟，即便允许，也要限制在远离儿童的区域。

上岗前体检 进行体检以确保工作人员能完成幼儿园工作部门分配的任务。如工作人员有明显的身体异常，会有助于感染性疾病（如皮炎）的传播，故必须经医生治愈后才能在接触儿童的部门上岗。儿童保育人员上岗前需用皮内结核菌素试验进行筛查。

对工作人员上岗前的致病菌培养 在一些州仍然需进行肠道致病菌培养，应根据各州的卫生法规来进行。一般来说，对儿童保育人员上岗前的致病菌培养意义不大，也没必要。然而，如果在暴发调查期间监测数据提示需要培养，应通知工作人员需进行致病菌培养。

对工作人员的疫苗接种 对幼儿园工作人员强烈推荐接种疫苗，包括白喉、甲型肝炎、乙型肝炎、流感、脑膜炎球菌、流行性腮腺炎、百日咳、肺炎球菌、脊髓灰质炎、风疹、麻疹、破伤风和水痘 - 带状疱疹等疫苗（表 2-3）。

白喉 - 破伤风类毒素疫苗已在美国广泛使用，并显著降低了这些疾病的发病率。基于这两种疾病的严重性和儿童保育人员可能为高危人群的事实，白喉 - 破伤风类毒素疫苗应每 10 年加强一次。如果工作人员受伤并有可能被污染，且距最后一次接种疫苗的时间超过 5 年，则需要再次接种疫苗。

表 2-3　对幼儿园工作人员推荐接种的疫苗

疫苗	注释
白喉疫苗(灭活)	● 每10年加强一次
甲型肝炎疫苗(灭活)	● 需有接种证明或既往病史证明
乙型肝炎疫苗(灭活)	● 需有接种证明或既往病史证明
流感疫苗(灭活、活疫苗或减毒活疫苗)	● 每年1次。
脑膜炎球菌疫苗(灭活)	● 接种证明
流行性腮腺炎疫苗(活疫苗或减毒活疫苗)	● 需有接种证明或既往病史证明
无细胞百日咳疫苗(灭活)	● 每10年加强一次
肺炎球菌疫苗(灭活)	● 65岁以上成人接种
脊髓灰质炎疫苗(灭活)	● 接种证明
风疹疫苗(活疫苗或减毒活疫苗)	● 需有接种证明或既往病史证明
麻疹疫苗(活疫苗或减毒活疫苗)	● 需有接种证明或既往病史证明
破伤风疫苗(灭活)	● 每10年加强1次。
水痘疫苗(活疫苗或减毒活疫苗)	● 需有接种证明或既往病史证明
带状疱疹疫苗(活疫苗或减毒活疫苗)	● 60岁以上成人接种

麻疹、流行性腮腺炎、风疹和水痘疫苗是减毒活疫苗。尽管是活疫苗,但尚无证据表明会增加受种成人或儿童感染的风险。这些疫苗有联合疫苗和单苗。儿童保育工作人员应分别考虑每种疫苗的疗效和使用情况。如果儿童保育人员不能提供疾病史或免疫(抗体)的实验室检测证据,应接种疫苗。

脊髓灰质炎是一种在美国几乎消失的疾病,这确切反映了脊髓灰质炎疫苗的有效性。目前美国建议儿童接种灭活脊髓灰质炎疫苗(IPV)。建议儿童保育人员全程接种脊髓灰质炎疫苗。对未接种脊髓灰质炎疫苗的儿童保育人员建议首选灭活的脊髓灰质炎疫苗。

当前婴儿接种百日咳疫苗的下降导致了婴幼儿百日咳的增

加，推测系由原先免疫的成人易感性增加所致。1994年，发生百日咳的青少年和年长儿童被认为是仅次于婴儿的第二大群体。这些年长人群的百日咳为非典型性，有迁延性咳嗽，表现为轻型，但是可发生持续感染。现已证明百日咳可由婴幼儿传播给成人看护人员。也许更为担忧的是细菌从成人看护人员传播给未接种的婴儿或儿童。现已显示再次接种无细胞百日咳疫苗对成人百日咳有较强的预防作用，且无不良反应的风险。

流感病毒感染在儿童保健机构较为常见。流感疫苗有灭活疫苗和减毒活疫苗两种类型。这两种疫苗都是推荐儿童保育人员接种的疫苗。50岁以上个体不推荐接种减毒活疫苗。不幸的是，流感病毒有季节性变化，如果这些变化发生在疫苗株选定之后，疫苗就可能没有保护性。由于流感疫苗产生的保护性抗体维持时间较短，故需每年接种疫苗以获得最大限度的保护。因为疫苗的免疫应答需要2周才能使抗体水平达到保护作用，因此在疾病流行时，如果工作人员已经暴露但未接种疫苗，则需使用抗病毒药物作为预防性制剂。

甲型肝炎疫苗是有效和安全的，适用于所有儿童保育人员。尽管儿童疾病的症状轻微甚至无症状，但在幼儿园容易传播，而成人的疾病可能较为严重、使人虚弱且病程长。

乙型肝炎疫苗是推荐所有儿童保育人员使用的疫苗，但最重要的是，对照料认知障碍者的工作人员和照料高危家庭儿童的工作人员要接种乙型肝炎疫苗。

对所有未接种的儿童保育人员应接种水痘疫苗。该疫苗是减毒活疫苗，可能会产生一些非典型的痘病变，但对免疫功能正常且在幼儿园经常暴露于病原体的成年人是有效和安全的。

建议对所有60岁以上成人接种带状疱疹疫苗。

脑膜炎球菌疫苗对控制脑膜炎球菌性疾病是有用的。

无细胞百日咳疫苗加强免疫是有效的，与白喉和破伤风疫苗同时接种并不会增加不良反应事件的危险性。

建议对65岁或以上儿童保育人员接种肺炎球菌疫苗。

宠物和动物政策

有人提倡在一些儿童保育机构饲养宠物和动物，但对这种规划的益处尚存在争议。在一些州，把动物（导盲犬除外）带入儿童保育机构是违法的。建议儿童保育机构应遵守联邦和州的许可规定。

要记住宠物可能是某些疾病的媒介。这些宠物可引起有些儿童的过敏反应，导致事故，产生难闻的气味，还可能会侵犯其他儿童的权利。被带到陌生环境中的动物行为可能与在熟悉环境中的行为不同。

宠物和动物相关的疾病有很多种。许多微生物，包括细菌、病毒、真菌和寄生虫，与宠物和动物有关。有了这些背景信息，幼儿园在考虑机构内饲养宠物和其他动物时，就要仔细权衡幼儿园内暴露的每个人（包括儿童和工作人员）的潜在利益和潜在风险。除非今后可获得详细的信息，对幼儿园饲养宠物和动物的区域和程度进行限制似乎才是明智的。

推荐的清洁和消毒

幼儿园的孩子经常爬行，用嘴来探索环境。同时，很多幼儿大小便不能自制。基于这些原因，尽可能保持环境清洁是非常重要的。因为儿童数量增加以及幼儿园中儿童与工作人员的比例比居家高，故保持环境清洁更为困难。

定期安排环境清洁，如吸尘、打扫、除尘、洗涤，对预防感染性病原体的传播非常重要。标准的居家清洗材料适用于大部分环境表面清洗。由于很多标准清洗产品有潜在毒性，因此在使用后应注意确保正确的稀释浓度并得到消除。

在某些地方，如食物制备和进食区域以及尿布更换、盥洗室和睡觉区域，需要特别注意，因为这些地方传播感染性病原体的风险较高。

污染的表面　对污染表面的特定清洁需要移除有机物质，然后使用商业清洁剂。对于人类免疫缺陷病毒引起的获得性免疫缺陷综合征，需要额外的预防措施。对于血液以及被血液污染的体液，可用1∶10稀释的漂白粉溶液冲洗。也可用各种商业清洗剂冲洗，但在使用前必须仔细阅读标签说明书。经过充分浸泡后，应仔细移除混合物（污染的物质和清洗剂或者漂白粉溶液），再用常规产品清洗该区域。

寝具　个人寝具不能共用，并且至少每周清洗一次。

地毯　地毯是一种较难保持表面清洁的特殊物品。一般情况下，所采用的清洗原则是相同的，但是因为地毯清洗后潮湿会持续很长时间，所以容易留存感染性物质，因此如同上述的其他物体表面一样，在清洗后让地毯干燥是非常重要的。先前污染的地毯，虽然经过清洗，但在干燥前传播感染性病原体的风险仍较高。

玩具和游玩设备　在幼儿园，玩具和游玩设备是很多儿童共用的，传播感染的可能性是显而易见的。因为玩具涉及各种不同材质，因此传播感染的可能性很大。一般情况下，不提倡使用柔软的适合拥抱的玩具，因为这类玩具需要清洗和干燥，比不透水材料的玩具的清洗和干燥更为困难。婴儿可以玩可清洗的玩具，在另一个婴儿使用前后要对玩具进行消毒。用餐具洗涤剂和水清洁和冲洗玩具，然后用1∶10～1∶100稀释的漂白粉溶液冲洗。不能给婴儿共用可能带有感染性分泌物的不能清洗的软质玩具。

洗手程序

洗手很重要，不能掉以轻心。认为感染性病原体可以经手传播已有100多年。洗手是预防幼儿园传染病传播的重要而简易的方法。例如，在幼儿园使用仔细洗手方法可减少50%的腹泻发生。

洗手是机械地移除感染性病原体。在幼儿园洗手的程序需要肥皂和水。必须灌输和强调的是经常正确洗手的重要性。

应告知幼儿园工作人员通过洗手可防止自己及其家庭成员被感染，同时也可保护幼儿园的儿童。

应按常规的洗手程序，用水湿润手，用肥皂在手表面用力搓洗至少10秒，形成肥皂泡，然后用流动的水彻底冲洗并干燥。建议使用液体肥皂。如果使用块状肥皂，应将其放在可以沥干的地方。

当污染可见或者弄脏时、便后、换尿布后、接触任何体液后、饭前，以及照料已知感染的儿童后，就应该洗手。

为便于正确地经常性洗手，需有水槽、自来水、肥皂以及清洁干燥的最好是一次性的毛巾。

换尿布程序

幼儿园很多儿童未经如厕训练，因此需要更换尿布。这就需要正确地更换尿布来预防粪便中传染性病原体的传播。即便是无症状的儿童，其粪便中也可能携带传染性病原体。通过粪口途径传播疾病的报告很多，但遵循适当的程序就能预防传播。

更换尿布的区域与食品制备和喂食的区域分开是非常重要的。一次性尿布是首选材料。布尿布可以与纸尿布一起存放，但是都应放在远离脏尿布的地方以防止污染。更换尿布区域的地面不能作为儿童活动的地方，应该用光滑、防潮和可清洗的覆盖物覆盖地面。

首选使用用脚操作的容器来放置脏尿布，并用盖子盖紧。应在塑料容器中放置塑料垃圾袋或一次性容器。容器必须每天清空和清洗，或者根据需要更频繁地更换。

当更换脏尿布时，如有必要或可以获得时，应使用一次性手套。换下来的脏尿布应向内折叠来覆盖粪便。然后清洗孩子的皮肤，以去除粪便。需用肥皂和水来去除粪便。在更换好干净尿布后，儿童离开更换尿布的区域，然后将脏尿布放置到有盖的容器中。更换尿布区域的地面可用洗涤剂喷洒或肥皂和水清洗，并让其干燥。不管有无使用手套，儿童和保育人员的手都要充分清洗。

食物制备

食物制备区需要水槽，毛巾用品应与尿布更换物品分开。在制备和配制食品前以及喂养婴儿前必须洗手。食物应冷藏，任何未使用的食品应在24小时内丢弃。

（邹　艳 译　周祖木 校）

第3章

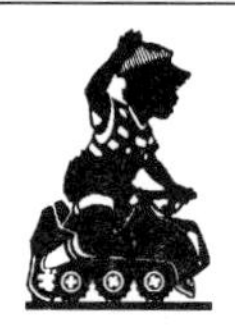

合理使用抗生素准则

S. Michael Marcy

自20世纪40年代末将抗生素引入医学实践以来，大量不合理地使用抗生素一直是关注的重点。随着这些药物越来越容易获得和广泛的使用，问题变得越来越严重，到20世纪90年代初，儿童平均每年服用一次抗生素，且大多用于治疗自限性病毒性上呼吸道感染病例。例如，在近期开展的一项儿科就诊的研究中发现，几乎一半的普通感冒患儿和75%的“支气管炎”患儿使用了抗生素，但抗生素对这些疾病的效果并不显著。总体上来看，1992年对这些疾病和其他上呼吸道感染（如普通感冒、咽炎、急性中耳炎、急性细菌性鼻窦炎，咳嗽/支气管炎）所开的8500万例次的处方中，至少有5000万例次是没有必要的。

对于急性呼吸道感染，抗生素的不合理使用在近10年减少了三分之一以上，但过度开具抗生素处方的情况还很普遍，因此这是一个重大的公共卫生问题。

过度开具抗生素处方的原因有很多种，包括家长、卫生保健人员、管理式医疗组织，甚至幼儿园和学校等方面的原因。父母误解了抗生素的作用，想尽快让其孩子返回幼儿园，“为安全起见”，即使被告知抗生素没有效果，也要使用抗生素治疗。在许多情况下，父母在外工作，迫切需要将孩子送到幼儿园。而这些机构又根据“患儿”需经抗生素治疗后才能返园这一政策为使用抗生素提供了助力。最后，卫生保健人员认识到这些需求，经家长同意和管理式医疗认可，屈服于压力并默许了这些要求。

这些行为的公共卫生后果是严重的。业已认为，抗生素不同于其他药物，因个体治疗对整个社会会产生影响，故从这个意义上来说这是独一无二的。因此，使用抗生素，即使时间较短，甚至只用一剂，就可在上呼吸道检出存活的具有耐药性的细菌。这些耐药性微生物可通过未清洗的手或者呼吸道分泌物传给密切接触者，如兄弟姐妹、父母、玩伴和幼儿园的工作人员。然后，他们又将这些耐药的细菌再传播给他们的接触者。耐药性微生物会在数月后慢慢消失，并被抗生素敏感菌所取代，但这个问题并非一成不变。然而，每次儿童使用抗生素时，可能又再次开启了这一循环。如果暴露的群体是幼儿园人群，则每个孩子接受不必要的抗生素治疗会对所有入园儿童造成潜在威胁。当幼儿园要求将抗生素治疗作为患儿返校的条件时，则在某种意义上他们延续了这种情况，而采用更保守的政策会自行缓解这种情况。

不合理使用抗生素会如何影响群体，特别是儿童群体？抗生素的不良反应会直接影响接受抗生素治疗的个体。据估计，近10%接受抗生素治疗者有至少一种不良反应。这些不良反应通常相对轻微，包括过敏性皮疹；腹痛、腹泻、恶心和呕吐；阴道或皮肤霉菌感染；不太常见但较为严重的反应，如过敏性休克、溶血性贫血、危及生命的血管炎和肝炎。很显然，任何较为常见的不良反应都需要家庭护理，通常需要数天，从而否定了“为安全起见”而使用抗生素治疗的假定好处。

更重要的是，细菌耐药性的获得和传播还可产生一些间接作用。当儿童鼻子和咽喉携带这些耐药性病原体时，会发生耳部感染、鼻窦炎或肺炎，如采用标准的基础药物治疗往往无效，从而延误了合理治疗、延长了病程，并可导致更为严重的感染，故需要额外使用广谱抗生素来治疗，增加了治疗费用，并产生更多的不良反应。目前，在美国15%～40%的肺炎球菌对阿莫西林耐药，该药物是一般推荐治疗中耳炎和鼻窦炎的一线药物，而这两种疾病是由肺炎球菌引起的儿童最常见的细菌性上呼吸道感染。有一株菌株最近被证明对所有美国食品药品管理局批准的抗生素和若干研究性抗生素都耐药。相反，在荷兰，抗生素的使用由医生酌情限制，肺炎球菌对阿莫西林的耐药率仅为2%～5%。在本书其他章节讨论的许多微生物中，抗生素耐药性一直是一个大问题。因此，除肺炎球菌感染外，还有其他由葡萄球菌、链球菌、脑膜炎球菌、流感嗜血杆菌、沙门菌、志贺菌、淋球菌和结核杆菌引起的感染，都有可能是耐药性病原体所致。

特定的儿童上呼吸道感染

急性中耳炎　急性中耳炎的临床表现包括烦躁、睡眠障碍、食欲差，在不会说话的婴儿（preverbal infants）表现为拉耳朵。年长儿童可能会诉说耳痛、听力困难和眩晕。有时，耳中有脓性或血性分泌物。三分之一到三分之二的耳部感染儿童有发热。急性中耳炎通常在病毒性感冒伴流涕和咳嗽之后发生。

大部分感染由肺炎球菌引起。其他主要的致病菌是流感嗜血杆菌（不可分型菌株）、卡他莫拉菌和A群链球菌（特别是在冬天）。

急性中耳炎可根据快速进展的症状和体征（通常不超过48小时），结合对鼓膜的耳镜检查作出诊断。仅有疼痛不能作为诊断中耳炎的充分标准。耳中的不适感可能是由急性中耳炎以外的多种疾病，如扁桃体炎、咽鼓管阻塞、中耳积液（分泌性中耳炎）、耳道感染或异物、软组织感染和耳周围组织感染（流行性腮腺炎、腮腺发炎、淋巴腺炎、牙脓肿）所引起。

一般推荐用抗生素治疗急性中耳炎的持续性症状和体征。最近的治疗建议是鼓励“观察法”，使用止痛药但不使用抗生素，对没有中毒或严重疼痛的2岁以上儿童观察48小时。到观察期结束时，如临床恶化或者病情未好转，才可使用抗生素治疗。据估计，80%～90%以上的耳部感染，不经抗生素治疗也能自愈。控制疼痛（对乙酰氨基酚、布洛芬、可待因）和发热（对乙酰氨基酚、布洛芬）是治疗中耳炎的重要部分。

流感疫苗在流感季节预防急性中耳炎可能是有效的。肺炎球菌疫苗能预防约6%的所有耳部感染病例和20%的复发性（≥5次/年）耳部感染病例。急性中耳炎不会传染，如果患儿不发热并且能够参加一般活动，就可以入园。对幼儿园的其他儿童、工作人员和家庭，不需要特别的预防措施。

普通感冒　普通感冒的临床表现为鼻塞、咳嗽、咽痛、疲乏和食欲减退。儿童出现头痛、肌肉痛、发热和寒战较少。病毒性结膜炎（红眼病）有时伴有呼吸道症状。普通感冒的症状和体征在最初几天可能会持续存在甚至恶化，但此后会逐渐好转。一般来说，对于无并发症的病毒性感冒，在发病第1周鼻涕可从水样分泌物变为混浊的黄绿色分泌物，然后慢慢恢复。出现黄绿色鼻涕并不提示继发性细菌感染。在感冒伴咳嗽和流涕的儿童中，在病程第14天时尚有50%仍在咳嗽，有25%仍有鼻塞。因此，普通感冒的病程通常为2～3周。

急性中耳炎可能发生在感冒的第1周，并伴有其他临床表现，尤其是婴幼儿。持续而没有好转的流涕和白天咳嗽持续14天或以上，提示有急性细菌性鼻窦炎存在。哮喘患儿可发生上呼吸道感染相关的反应性气道疾病的加剧。

普通感冒的常见病原体为鼻病毒、冠状病毒、副流感病毒和呼吸道合胞病毒。流感病毒、偏肺病毒、腺病毒和肠道病毒导致普通感冒较为少见。

通常根据临床症状和体征以及与其他感染者的接触史做出诊断。

普通感冒不需要抗生素治疗，且无特效药物。用盐水冲洗鼻腔并使用吸耳球抽吸婴儿鼻黏液，对较大儿童限制使用拟交感神经药物鼻喷雾剂(去氧肾上腺素、羟甲唑啉),解热镇痛药(对乙酰氨基酚、布洛芬)能缓解症状。将婴儿放置在婴儿座椅上可以帮助鼻腔分泌物排出。

传染期长短因病原微生物而异,但传染期一般在出现鼻分泌物期间。流感疫苗和肺炎球菌疫苗可以在呼吸道感染季节有效预防急性中耳炎。儿童进入幼儿园应在发热消退且能参加一般活动之后。主要通过玩具、台面和其他环境表面的病原体污染手指,再由污染的手传给其他儿童、工作人员和家庭成员,通过经常洗手、仔细处理和控制分泌物以及确保纸巾被丢弃在密闭的容器中等措施可减少传播。

咳嗽 / 支气管炎　早期的临床表现为普通感冒的症状,但在几天内,咳嗽变得更加明显,起初是干咳,后来是有痰的咳嗽。在最初的 5～7 天,发热较为常见。在疾病早期,轻微的胸骨后疼痛在年长儿童中并不少见。哮喘患儿可能会加剧反应性气道疾病。咳嗽 / 支气管炎的病原体与普通感冒的病原体大致相同。诊断可根据症状和体征以及与感染者的接触史。如未见改善,白天咳嗽持续 14 天以上,则提示急性细菌性鼻窦炎。

对于此等疾病不需用抗生素治疗,而且没有特效的治疗。48 月龄以上儿童,如出现无痰的干咳,伴有呕吐或睡眠困难,可给予镇咳药如右美沙芬(DM)。12～48 月龄儿童每 4～6 小时给予一或两茶匙蜂蜜,可以缓解症状。12 月龄以下儿童不能服用蜂蜜,以避免婴儿肉毒杆菌中毒的风险。对咳痰或者哮喘的儿童,应慎用镇咳药。解热镇痛药(对乙酰氨基酚、布洛芬)能缓解症状。

传染期依病原微生物不同而异,但一般在咳嗽的头一二周。除流感疫苗外,没有其他疫苗用于预防。儿童到幼儿园上学,应等到发热消退并能参加一般活动,且不会因咳嗽影响上课。通过经常洗手、将纸巾丢弃在密闭容器中等措施,可减少对其他儿童、工作人员和家庭成员的传播。

急性细菌性鼻窦炎　普通感冒可被认为是一种病毒性鼻窦炎；细菌性鼻窦炎是一种并发症，可通过疾病的严重程度或症状的持续性来确定。因此，临床表现包括“严重性”或者“持续性”，如“严重”急性鼻窦炎表现为高热、急性病容、面部疼痛和黏液脓性鼻涕。“持续性”急性鼻窦炎更为常见，表现为持续14天或以上流涕仍未好转，并伴有白天咳嗽（可能晚上咳嗽更加严重）。在普通感冒的头一周出现黄绿色鼻分泌物并不提示发生急性细菌性鼻窦炎。

导致细菌性鼻窦炎的病原体与导致急性中耳炎的病原体大致相同。鼻窦炎的诊断是根据临床表现，几乎所有病例根据这些临床表现就可作出诊断。对6岁或以下儿童不建议用X线检查来证实或排除细菌性鼻窦炎。尽管对年长儿童用X线检查来证实或排除细菌性鼻窦炎可能是有用的，但是很少建议这样做。

对于严重急性鼻窦炎和鼻窦炎症状持续14天或以上的患者，应该使用抗生素。必要时可使用辅助治疗，如对普通感冒、咳嗽/支气管炎进行对症治疗。

急性细菌性鼻窦炎没有传染性。流感疫苗和肺炎球菌疫苗在呼吸道病毒流行季节可以有效预防急性细菌性鼻窦炎。如发热消退，并能参加一般活动，患儿可重返幼儿园。对其他儿童、工作人员和家庭成员，无相关建议或特异性预防措施。

咽炎　婴幼儿咽炎的临床表现通常为厌食、易怒和睡眠障碍。年长儿童表现为咽痛，如有相关的颈淋巴结炎，可出现颈痛。病毒性咽炎通常作为普通感冒的一部分，并伴有下列一个或数个症状：鼻炎、咳嗽、声音嘶哑、溃疡性黏膜疱疹、结膜炎或者腹泻。出现这些症状就强烈提示不是“脓毒性咽喉炎”。咽部和扁桃体看起来正常、略红或很红并伴有渗出物。发热持续时间短，为低热。咽炎的疼痛可能会累及耳部，易与急性中耳炎相混淆。有渗出物并不提示A群链球菌（GAS）感染。

A 群链球菌咽炎通常起病急，并伴有头痛、腹痛、颈淋巴结肿大和触痛、高热（≥38.9℃）。可出现红色丘疹性“砂纸”样皮疹，并可伴有咽炎（猩红热）。咽部和悬雍垂通常有发红和肿胀。可有扁桃体分泌物和腭部瘀点，但即使有，也不能诊断为 A 群链球菌感染。

咽炎的病原体还包括病毒，这些病毒与引起普通感冒的病原体相同，占所有咽痛病原体的 80%。A 群链球菌是咽炎最常见的细菌性病原体。

A 群链球菌咽炎可通过咽拭子培养或快速抗原检测方法做出诊断。基于咽部的临床表现做出诊断是非常不可靠的。

对病毒性咽炎还没有特异性治疗。抗生素疗法可用于治疗实验室确证的 A 群链球菌咽炎。

幼儿园在促进合理使用抗生素中的作用

- 应认识到大多数儿童的上呼吸道感染是由病毒引起的。对有“感冒”“咽痛”“声音嘶哑”“咳嗽”“流涕”的患儿，不要再坚持必须用抗生素才能入园。并确保家长、卫生保健人员和工作人员都能理解这一点。
- 应认识到正常婴幼儿每年平均有 5～10 次上呼吸道感染，大多发生在冬季，每次持续 1～3 周。因此，大多发生在冬季的病毒性感冒是非常常见的。幼儿园越大，与感染儿童接触的机会越多，发生这类感染的可能性也就越大。
- 应使用表 4-3 提供的准则来确定合理的治疗原则和出入园准则。
- 使用“第一篇传播”和“第二篇政策”中提供的准则有助于控制感染。
- 大部分细菌性上呼吸道感染患儿可以居家治疗，每天 1～2 次。经抗生素治疗的儿童，如无发热并能参加一般活动，可被允许入园。

- 如果儿童在幼儿园期间需要抗生素治疗，应书面提供关于药物储存、使用和疗程的详细说明。为此，最好能提交一份表格。储存温度（冰箱、室温）应该注明。应提供有刻度的注射器或量杯；不应使用茶匙或汤匙，因为用这些器具来估计剂量变动太大。应提供一些诱惑性物质（masking substance）（如巧克力糖浆、果酱、蜜饯、果冻）以便引导儿童服用苦味药物。

（邹 艳 译 周祖木 校）

第4章

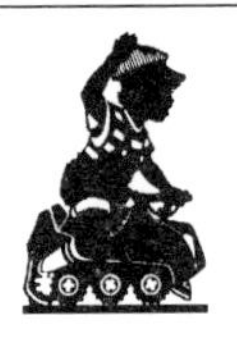

传染病散发和流行的控制

Leigh B. Grossman

据估计，美国有2000万5岁以下儿童到幼儿园上学，既有半托，也有全托。这些婴幼儿因为免疫力有限、与工作人员接触频繁和缺乏良好的卫生习惯，故对很多传染性病原体特别易感。传染病易于在儿童、工作人员、家庭成员和社区中传播。幼儿园发生传染病暴发的风险很大。

暴发或流行的定义为特定疾病或者临床症状最近有所增加或突然增加(3例或以上)。特定疾病(如麻疹)的多个散发病例可构成暴发。食源性暴发是两人或以上在食用共同来源的食物或水后发生胃肠道疾病。

对于明确的每个传染病，可能不需对其暴发或者疑似暴发进行调查。在某些情况下，如果与疾病有关的因素很明显，则不需进行调查就可采取控制措施。但是，如果不知道疾病相关的因素[病原体、来源和(或)传播模式]，则需对暴发进行全面的调查(表4-1)。

表4-1　暴发调查的系统方法

- 对报告的病例或者疑似病例(疾病)核实诊断。
- 采取临时的感染控制措施。
- 建立病例定义。
- 搜索现有病例和新的病例。
- 按人群、地点、时间和危险因素描述原因。
- 提出初步假设。

续表

- 更新感染控制措施。
- 检验假设。（在大部分幼儿园，可省略这一步，除非可获得资源来开展必要的研究）
- 撰写报告，总结调查结果。

流行病学调查

要核实报告的或者疑似的儿童传染病，应联系儿童的医生。可以联系当地卫生部门来协助调查和随访暴露者。确认诊断后，是否开展流行病学调查要根据多种因素，如病原体、暴露儿童的免疫状况、传染病的传播模式和潜伏期，以及指示病例发病与幼儿园报告的时间间隔。

如果发病率和死亡率高，问题是独特的或不寻常的，或者有可能引发诉讼或政治压力，则应开展调查。如果疾病以前已发生过或者已知相关因素，就可以不调查，但应采取感染控制措施。

在确认诊断后，应采取临时感染控制措施来遏制和阻断传染病的传播。应将实施控制措施情况告知幼儿园的所有成员（表 4-2）。随着调查期间获得信息的增多，有必要采取更加特异的控制措施。

表 4-2　临时的流行控制措施示例

- 在照料婴儿、擤鼻涕、更换尿布或使用厕所后，以及在处理食物前，立即用肥皂和水洗手。如果手上没有可见的分泌物 / 排泄物，可选择含酒精的洗手液擦拭。使用一次性手套是有用的，但是不能替代良好的手消毒 / 洗手实践。
- 不鼓励共用个人物品和玩具。
- 用美国环境保护署评定的消毒剂或者家用漂白粉溶液（1∶100 稀释）清洗污染表面。
- 如果衣服被污染，应立即更换，并将其放在塑料袋中带回家。

续表

● 使用一次性尿布；丢弃到有盖的容器中。
● 对感染的或暴露的儿童以及照料这些儿童的工作人员进行隔离。
● 评估工作人员的风险和干预的需求，确保所有工作人员得到保护。
● 在暴发期间不安排新生入园。
● 通知患儿家长；告知他们把患儿留在家中看护（见附录4-1）。

需要定义发生的病例或传染病的特征以发现现有病例或新的病例。定义应根据病原体、感染部位和（或）临床症状和体征来确定。随着调查的深入和获得信息的增多，需对病例定义进行修改。

有必要搜索现有病例和新病例来估计问题的严重性。应告知工作人员有关疾病的症状和体征，使他们能发现暴露的儿童和工作人员有无发病。如果儿童发生疾病，应要求家长通知幼儿园。为完成病例搜索，还需要联系缺课的儿童。

根据收集的资料，按人群、地点、时间和危险因素来描述流行特征。这些因素之间的相互关系将有助于形成暴发原因、高危人群和传染病潜伏期的有效假设。

流行假设

根据收集的数据形成有关病原体、传染来源和传染病传播模式的初步假设。假设应能解释大部分病例并应采取干预和控制措施。病例对照研究、队列研究和前瞻性干预研究是检验假设的流行病学方法。

除非暴发与商业产品、高发病率或死亡有关，假设检验通常被放弃，尤其是感染控制措施能消除暴发疫情时。

暴发调查的最后一步是对调查结果做出书面总结，并提出建议，以预防今后类似事件的发生。报告应仅包括事实，但不作解释。已完成的报告应分发给管理层和参与调查的人员。

流行预防

为了预防传染病在儿童和工作人员中传播，必须制定卫生政策以降低幼儿园感染相关的风险。工作人员健康准则应确定工作人员的健康维护，包括免疫状况和免疫接种的新需求、病史、结核病筛查、以及工作人员感染传染病或暴露于传染病后的工作限制。应要求工作人员参加有关卫生实践、传播模式和传染病症状和体征的培训项目。

项目参与人员要掌握儿童入园前有关体检和目前免疫状况的要求；必要时儿童必须接种额外的疫苗。禁止患儿入园的建议应包括特定传染病以及病后返园的标准（表4-3）。

幼儿园管理员应观察在工作人员和儿童中发生的疾病以确定是否发生了传染病。如果发现了传染病，需立即采取干预措施。需要顾问（如公共卫生人员、儿科医生）来帮助幼儿园制定适当的措施来预防传染病的传播。

表4-3　幼儿园的传染病

传染病	传染性物质	潜伏期	注释
阿米巴病（溶组织内阿米巴）	粪便	2～4周	病例：急性期不得入园，治疗后粪便没有卵囊才能入园 接触者：有症状的接触者不能入园，粪便应作卵囊检查
空肠弯曲菌肠炎	粪便 受污染的食物或水	1～7天	病例：经有效治疗48小时或无症状后才能入园 接触者：不需要禁止入园
水痘	感染性渗出物 呼吸道分泌物	10～21天	病例：病灶干燥结痂后，才能入园 接触者：暴发期间免疫抑制儿童不得入园

续表

传染病	传染性物质	潜伏期	注释
结膜炎			
细菌性	脓性渗出物	24～72小时	病例：经过24小时有效治疗后，才能入园 接触者：不需要禁止入园
病毒性（腺病毒等）	脓性渗出物	12～72小时	病例：渗出物消失后，才能入园 接触者：不需要禁止入园
巨细胞病毒	受感染的尿和唾液	1个月	病例：不需要禁止入园 接触者：不需要禁止入园
腹泻	粪便	1～3天	病例：症状消失后，才能入园 接触者：不需要禁止入园
大肠杆菌0157∶H7	粪便 被污染的食物	2～6天（通常3～4天）	病例：连续两次粪便培养阴性或者症状消失后10天，才能入园 接触者：如无症状，不需作粪便培养
传染性红斑	呼吸道分泌物	4～14天（通常12～14天）	病例：不需要禁止入园 接触者：不需要禁止入园
风疹	呼吸道分泌物	14～21天（通常16～18天）	病例：出疹后7天，才能入园 接触者：孕妇和未接种疫苗者可就医咨询
蓝氏贾第虫	粪便 受污染的食物或水	1～4周	病例：没有症状，才能入园 接触者：不需要禁止入园
龈口炎（单纯疱疹病毒）	感染性分泌物	3～5天	病例：皮肤病变干燥结痂后，才能入园 接触者：不需要禁止入园

续表

传染病	传染性物质	潜伏期	注释
流感嗜血杆菌	呼吸道分泌物	2～14天	病例：急性期不得入园，治疗后才能入园 接触者：咨询医生有关疾病预防措施
手足口病（柯萨奇病毒A16）	粪便 呼吸道分泌物	4～6天	病例：不需要禁止入园 接触者：不需要禁止入园
甲型肝炎	粪便	15～50天（通常20～30天）	病例：出现症状后10天并能参加一般活动，才能入园 接触者：对工作人员和儿童应采取预防措施
乙型肝炎	感染性唾液和血液	6周～6个月	病例：在急性期患儿不得入园，慢性乙型肝炎表面抗原阳性儿童，如有咬人习惯或唾液不能自制的，也不得入园 接触者：不需要禁止入园
接触传染性脓疱疮（葡萄球菌）	病灶分泌物	7～10天	病例：经48小时有效治疗后，才能入园 接触者：不需要禁止入园
传染性单核细胞增多症	唾液	5～7天	病例：虽有症状但能参加一般活动，可以入园 接触者：不需要禁止入园
流感	呼吸道分泌物	1～3天	病例：有症状但能参加一般活动，可以入园 接触者：不需要禁止入园。需要咨询医生有关预防措施和接种疫苗的建议
虱子（虱病）	侵染区	卵孵化后大约7～10天	病例：治疗后，才能入园 接触者：检查虱患，必要时建议治疗

续表

传染病	传染性物质	潜伏期	注释
麻疹	呼吸道分泌物	6～21天（通常10～12天）	病例：出疹后5天，才能入园 接触者：检查免疫状况。如有前驱症状，立即禁止入园
脑膜炎球菌性脑膜炎	呼吸道分泌物	2～10天	病例：急性期不得入园，治疗后才能入园 接触者：不需要禁止入园。需要咨询医生有关预防措施和接种疫苗的建议
流行性腮腺炎	呼吸道分泌物	12～25天	病例：出现肿胀后9天才能入园；如果肿胀消退，可以入园 接触者：需要咨询医生
咽炎			
非特异性	呼吸道分泌物	12～72小时	病例：如有发热或者不能参加一般活动的儿童，不得入园 接触者：不需要禁止入园
链球菌	呼吸道分泌物	1～4天	病例：经过24小时有效治疗后，才能入园 接触者：不需要禁止入园
蛲虫	粪便，被染的被褥、衣物、室内尘埃等	2周～2个月	病例：治疗后才能入园 接触者：不需要禁止入园
肺炎球菌感染（中耳炎、呼吸道感染、脑膜炎、菌血症）	呼吸道分泌物	根据感染的类型而异（1～30天）	病例：如有发热或者不能参加一般活动的儿童，不得入园 接触者：不需要禁止入园。易感的接触者需要咨询医生有关接种疫苗的建议

续表

传染病	传染性物质	潜伏期	注释
呼吸道感染(上呼吸道感染、感冒、支气管炎)	呼吸道分泌物	12～72小时	病例：如有发热或者不能参加一般活动的儿童，不得入园 接触者：不需要禁止入园
幼儿急疹	可能是呼吸道分泌物	5～15天	病例：皮疹消失后，才能入园 接触者：不需要禁止入园
轮状病毒	粪便	1～3天	病例：无症状后才能入园 接触者：不需要禁止入园
沙门菌病	粪便 被污染的食物	6～72小时	病例：急性期(通常为5～7天)不能入园 接触者：无症状，不需进行粪便培养
疥疮	侵扰的部位	2～4周；再次侵扰后1～4天	病例：治疗后才能入园 接触者：直接检查身体
猩红热(链球菌)	呼吸道分泌物	1～4天	病例：经过24小时有效治疗后，才能入园 接触者：不需要禁止入园
志贺菌病	粪便	1～7天(通常1～2天)	病例：经抗生素治疗后5天或者粪便培养阴性后，才能入园 接触者：只在疑似暴发时，进行粪便培养
结核病	呼吸道分泌物	2～10周	病例：医生建议可以返园，才能返园 接触者：咨询医生有关预防性治疗的建议

续表

传染病	传染性物质	潜伏期	注释
百日咳	呼吸道分泌物	7～21天（通常为7～10天）	病例：经5～7天有效治疗和医生建议可以返园，才能返园 接触者：咨询医生有关预防性治疗的建议
耶尔森菌病	粪便 被污染的食物和水	2～11天（通常3～7天）	病例：急性期不得入园 接触者：不需要禁止入园

附录4-1

可能被送回家给父母或监护人的信息示例*

如果在幼儿园发生了以下所列的疾病，孩子可能已经暴露于感染性病原体。家长要打电话给医生询问是否出现了以下所列的症状。对所有疾病的最好防护就是把患儿留在家里看护直到恢复。

—阿米巴病（溶组织内阿米巴）：

通常没有症状，但是偶尔可出现多种不同症状，从急性腹泻，伴有发热、寒战、便血或黏液便，到轻度腹部不适和腹泻（带有血液或黏液）不等，便秘期或缓解期交替出现。潜伏期为2～4周。如果腹泻带有血或脓，或伴有发热，就不能让儿童入园。急性疾病经治疗后，且粪便没有卵囊，儿童才能入园。

—水痘：

通常最初看到的临床表现是头皮、颈部和身体被覆盖的部位出现小疱疹。这些疱疹容易溃破。患儿在发病头几天易怒、易疲乏和发热。潜伏期为10～21天，通常为13～17天。患儿应居家隔离，直到所有病损干燥结痂。如果儿童免疫功能低下，则要向医生咨询保护性预防措施。

—结膜炎：

结膜炎是眼睛发炎，可导致眼睛发红、流泪，偶尔产生脓性

---

* 摘自 the Child Care Center, University of Virginia Health System, Charlottesville, Virginia.

分泌物。如为病毒性感染，其潜伏期为12～72小时；如为细菌性感染，其潜伏期为24～72小时。如儿童患有结膜炎，则必须居家隔离，直到开始有效治疗后24小时（针对细菌性疾病）或直至脓性分泌物消失后（针对病毒性疾病）。

—巨细胞病毒：

该病很少出现症状。如果有，可出现发热、咽痛、淋巴结肿大。潜伏期为1个月。儿童只要能参加班级的正常活动。就可以入园。

—腹泻：

腹泻是儿童正常排便模式的改变，排便频率增加和形状改变；可以有发热，也可以没有发热。潜伏期依病原体而异（沙门菌病为6～72小时；志贺菌病为1～7天；耶尔森菌病为2～11天；弯曲菌为1～7天；大肠杆菌O157∶H7为3～8天；病毒性腹泻为24～48小时）。如儿童腹泻伴有发热或者其他症状，如呕吐、易激惹、脱水、嗜睡、血便或脓便，则不能入园。一旦腹泻被控制和（或）有症状的感染已被治愈，就能入园。

—传染性红斑：

面部有玫瑰色红疹（像被掌掴面颊），消失后又复发，可蔓延到四肢和躯干。儿童皮疹消失后，就没有传染性，可以返园。

—风疹：

表现为淡红色皮疹，症状轻，耳后和颈部淋巴结肿大。潜伏期通常为14～21天。患儿必须居家隔离，直至皮疹出现7天后和所有症状消失。

—蓝氏贾第鞭毛虫：

该寄生虫可导致多种肠道症状，如慢性腹泻、腹部绞痛、腹胀、经常腹泻且多呈脂肪泻、疲乏和体重减轻。潜伏期为1～4周。患儿必须居家隔离直至腹泻痊愈。

—龈口炎（单纯疱疹病毒）：

感染可以导致轻型到重型的各种临床表现，可出现发热和全身不适，并可持续1周，在口腔和鼻子周围有疱疹性病损。潜伏期为3～5天。儿童必须居家隔离直至皮损干燥结痂。

—手足口病(柯萨奇病毒A16)：

表现为突然发病，发热、咽痛，在口腔内(颊、牙龈、舌边)以及在手掌、手指和足底可出现皮疹。臀部偶尔也可出现皮疹。潜伏期为4～6天。如果儿童能参加班级的正常活动，包括户外活动，就可以入园。

—甲型肝炎：

表现为突然发热、全身不适、食欲减退、恶心和腹部不适，然后出现黄疸。潜伏期为15～50天。患儿必须居家隔离，直到医生建议他们返园。应咨询医生有关对孩子的预防性保护措施。医生可建议儿童接种甲型肝炎疫苗，该措施可作为社区控制暴发规划的一部分。

—乙型肝炎：

表现为食欲减退、腹部不适、恶心和呕吐。可能出现关节痛、皮疹、黄疸和轻度发热。潜伏期为6周～6个月。患儿在急性期必须居家隔离；慢性乙型肝炎患儿，如有咬人习惯或唾液不能自制的，也严禁入园。

—脓疱病：

开始出现多发性皮肤病变，通常分布于面部、口腔周围以及其他暴露部位，如肘部、腿和膝部。皮损的大小和形状各不相同，开始为疱疹，然后迅速变为黄色结痂，其底部为红色。潜伏期为1～10天。儿童必须居家隔离，直到经48小时的抗生素有效治疗。

—传染性单核细胞增多症：

为急性综合征，表现为发热、咽痛、虚弱，淋巴结(腺)肿大，特别是颈部。潜伏期为5～7周。儿童必须居家隔离，直到症状消失或能参加一般活动。

—流感：

为急性疾病，表现为发热、寒战、头痛、肌肉痛、轻度咽痛和咳嗽。潜伏期为1～3天。患儿必须居家隔离，直到能参加一般活动。在流感感染期间，应避免使用阿司匹林或者含有阿司匹林的药品，因为阿司匹林与Reye综合征（Reye's syndrome）有关。要咨询医生有关预防措施和免疫接种的建议。

—虱子：

严重瘙痒和抓挠头皮。头虱卵附着在头发上，呈小圆形灰色块。患有头虱的儿童应留在家中，经治疗后才能入园。建议检查家庭成员和其他密切接触者，如有头虱，应同时进行治疗。对衣物、床上用品和其他传播媒介物，应使用热水清洗、干洗，或用有效的化学杀虫剂治疗。

—麻疹：

表现为流涕、打喷嚏、咳嗽、流泪和发热，在第3～7天出现红色斑点状皮疹。潜伏期为6～21天，通常为10～12天。患儿应居家隔离，直至出疹后至少5天。应咨询医生有关对未患过麻疹或者未接种麻疹疫苗的家庭成员采取哪些预防措施。

—脑膜炎：

脑膜炎球菌感染疾病表现为突然发热、剧烈头痛、恶心，且往往出现呕吐、颈项强直，并经常出现皮疹。潜伏期为2～10天，通常为3～4天。应咨询医生有关儿童免疫接种和（或）预防性治疗的措施。

流感嗜血杆菌感染可出现突然发热、呕吐、嗜睡、颈部和背部强直。渐进性神志不清和昏迷较为常见。潜伏期为2～14天。应咨询医生有关儿童预防性治疗的措施。

—流行性腮腺炎：

发热伴耳前、耳下或颌下肿胀和触痛。潜伏期为12～25天。患儿须居家隔离，直到所有腺体肿胀和所有症状消失。

—非特异性呼吸道感染：

表现为流涕、打喷嚏、流泪、鼻咽部刺激症状和全身不适，持续2～7天。潜伏期通常为12～72小时。如儿童没有发热，能参加班级正常活动，包括户外活动，就可以入园。

—幼儿急疹：

表现为突然发热，有时高达 41℃，并持续 3～5 天。当体温恢复到正常时，皮疹出现在胸部和腹部，并累及面部和四肢。皮疹持续 1～2 天。如儿童皮疹消退，就可以入园。

—轮状病毒：

散发性严重腹泻和呕吐，往往伴有脱水。如果儿童症状消失，就可入园。

—疥疮：

开始时在手指、手腕、肘部、腋窝和腰线周围区域出现瘙痒或挖掘“隧道（burrows）”。往往出现剧烈瘙痒，特别是在晚上，并可引起继发性感染。潜伏期为 2～6 周；重复暴露后为 1～4 天。患有疥疮的儿童应居留在家，直到治愈。

—链球菌感染（咽痛或猩红热）**：**

表现为突发起病，伴有呕吐、发热、咽痛和头痛。通常在 24 小时内出现鲜红色皮疹。一些病例尽管也很严重，但是可能没有皮疹。潜伏期为 1～3 天。如果儿童有任何上述症状，应该联系医生。患儿需要居留在家，直到开始使用有效抗生素治疗 24 小时后且出现临床表现改善。

—结核病：

早期可发生疲乏、发热和体重下降，而在晚期会出现咳嗽、胸痛、声音嘶哑和咳血。潜伏期为 2～10 周。应咨询医生有关儿童的预防性治疗措施。

—百日咳：

表现为持续咳嗽，随后为一阵屏气，可有鸡鸣样哮吼声。咳嗽可能会导致呕吐。许多病例有持续咳嗽而没有鸡鸣样哮吼声。潜伏期为 7～21 天。患儿应居留在家，直到开始有效抗生素治疗 5～7 天后，且出现临床表现改善。应咨询医生有关儿童的预防性治疗措施。

—蠕虫：

蠕虫随粪便排出，或者偶尔从口腔或鼻子排出，伴有哮鸣、咳嗽、发热、腹泻、腹痛或者肛门周围瘙痒。潜伏期为从误食虫卵到发病，约 2 个月。患儿必须居留在家，直到所有症状消失。

（邹　艳 译　周祖木 校）

第三篇

高危儿童的照料

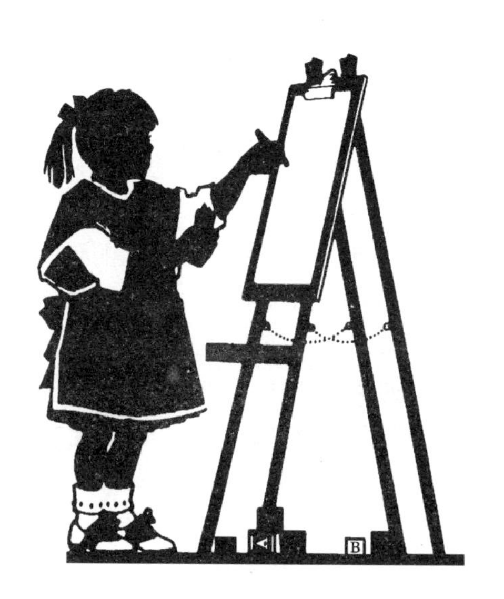

第5章

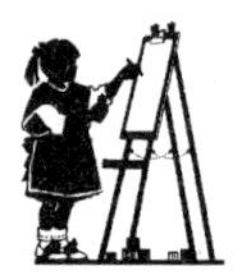

幼　儿

David A. Kaufman

与在家照料的婴儿相比，幼儿园中的幼儿更容易出现轻症和重症感染。此外，重症感染的体征可能不明显。照料婴儿的幼儿园必须有从事健康促进和感染控制工作的人员。应定期安排主要照料者参加培训，让其在安全和激励性环境中照料幼儿。小组的总规模应该不大，工作人员与儿童的比例应该小于或等于1∶4。

感染风险

幼儿园中的幼儿尤其容易经常罹患严重感染，其原因有以下几个方面。

易感性增加　与年长儿童相比，婴儿的免疫系统（身体对感染的自然免疫）发育不全，免疫力不足，从而导致对初次感染和再次感染相同病原体缺乏抵抗力。

婴儿缺乏全程的免疫接种　没有接受疫苗接种的婴幼儿对这些疫苗可预防的传染病很易感。早产儿可能需要每月被动免疫接种才能抵抗呼吸道合胞病毒（RSV）感染。

暴露增加　任何儿童只要参加集体活动（如公立学校），就会增加暴露机会，且易发生传染病，这是很正常的。幼儿园中的婴儿会面临多种暴露，这些暴露可来自工作人员、其他儿童，甚至其他家长，从而导致感染性病原体传播的机会大大增加。

这些病原体主要通过未清洗的手（非常常见），以及被污染的物体及其表面进行传播。

一般来说，保育员照料婴儿时，需要频繁更换尿布、搂抱、喂养和清洗面部分泌物。如果未采取正确的预防措施（如洗手），保育员和其他儿童就可能易于将大量的多种病原体从一个婴儿传播给另一个婴儿。

婴儿的手 - 口接触也很频繁，从而增加了接触周围环境中感染性病原体的机会。这些病原体可来自患病的工作人员或儿童，或来自看起来健康但已处于传染病早期或终末期的儿童或工作人员。例如，呼吸道病毒可以在物体表面存活数小时。其他引起腹泻的常见感染性病原体（如轮状病毒、贾第鞭毛虫、甲型肝炎病毒和巨细胞病毒）可以在玩具和游戏垫上存活数日到数周。

容易出现并发症　年长儿童感染一些病原体（如呼吸道病毒）后，会出现一些不适症状。但是，如果发生在婴幼儿，则会导致迁延的、更严重的疾病，还会出现并发症，如耳部或肺部感染。

常见的感染

幼儿园的婴幼儿感染可以分为：①导致婴儿和成人（工作人员、父母）疾病的感染，如耳部感染、其他呼吸道感染和腹泻性疾病；②只导致婴儿疾病的感染（如肺炎球菌菌血症）；③主要导致成人临床疾病的感染（如甲型肝炎）；④只在特殊情况下致病的感染（如巨细胞病毒感染导致怀孕的工作人员或幼儿母亲发生胎儿疾病）。尽管引起严重感染（如耐青霉素的肺炎球菌、耐甲氧西林的金黄色葡萄球菌）很少见，但是现在随着常用抗生素耐药性的不断增加，往往发现携带耐药的常见细菌也有所增加。幼儿园内的婴幼儿更容易携带这些耐抗生素的细菌，尤其是耐抗生素的肺炎链球菌或耐甲氧西林金黄色葡萄球菌。这些细菌会让孩子们更容易罹患严重的感染性疾病。由于个人使用抗生素，以及与其他使用多种抗生素而引起细菌定殖的儿童接触，导致耐抗生素细菌发生率增加这一问题的出现。

婴儿往往重复感染季节性病毒。这些病毒可引起感冒、腹泻、皮疹和发热。婴儿感冒往往可并发耳部或眼部感染，有时还会并发肺炎。

尽管甲型肝炎是幼儿园婴幼儿一种常见的轻型感染，但是这种感染随后会在工作或居家环境里感染易感的成人（照料者、父母），并导致更严重的疾病。

感染控制

特殊感染控制需求　婴儿的确需要特殊感染控制程序，包括接受过培训的富有激情的主要照料者、小规模的小组、以及工作人员与婴儿的比例小于或等于1∶4。

实体组织结构　对有尿布和没有尿布的儿童，应该有各自不同的房间和照料者。食品制备区域必须与尿布更换区域分离，每个区域应该有各自独立的洗手设施。浴室必须配备洗手设施。婴儿床应该至少间隔91.44cm，以减少经空气传播病原体的传播。除非先进行彻底清洗，否则不应该共用床上用品和床垫。

人员配置　推荐工作人员与儿童的比例为1∶4，以及最多包括8～12名婴儿的小规模小组。工作人员需要接受培训，并在工作中接受监督。主要照料者的工作任务是减少婴儿暴露，从而降低感染的风险。应该尽可能将更换尿布和食物/配方奶制备的任务分配给不同的工作人员。应该保护婴儿不受其他患病的儿童和照料者的传染。

手卫生　手卫生是感染控制的关键措施。手卫生这一术语已经替代了“洗手”这一通俗术语，因为既可以通过液体肥皂和水，也可以通过含酒精洗手液来清洁双手。仔细洗手可以大大减少感染的传播。例如，在认真实施手卫生方案的幼儿园，腹泻发生率可减少 50%。如果双手看起来很脏，或者有污渍，则需要用液体肥皂和水以及一次性毛巾来洗手。

换尿布　在每次换尿布前后，都要确保注意卫生，尤其是手卫生、表面清洁和尿布处理。

食品制备　食品制备区域需要水槽和毛巾供应，并应该与换尿布区域分开。在食品、配方奶制备以及在婴儿喂养前必须洗手。食品、配方奶和母乳应该冷藏，并保存在专用的、贴有标签的有盖容器中，供每一次喂养之用。任何还未食用的食品或配方奶都应该在 24 小时内丢弃。挤出的母乳应该注明日期，没有使用的母乳应该仔细做好标记、冷藏，最长保存期是 72 小时。

玩具　婴儿可以玩耍可清洗的玩具。这些玩具在另一个婴儿使用前和使用后都要进行消毒。每次使用后和每天结束时要使用液体肥皂和水或者无毒清洗剂来清洗玩具。每天可用洗碗机及其专用清洁剂来清洗某些玩具。不能清洗的软体玩具不应给婴儿共用，因为这些玩具可能沾有感染性分泌物。

环境清洁　个人床上用品必须至少每周清洗一次。其他物品表面应该在两次使用的间歇期或每天进行清洗，但具体情况需根据物品而定。

对婴儿感染症状的监测　主要照料者必须注意幼儿感染不明显的征象，如喂养或行为方式的改变。这些改变可能是幼儿严重感染的唯一表现。

对健康儿童的风险　健康儿童与幼儿园中的幼儿接触后，确实会增加感染的风险。如果不采取预防措施（工作人员分开、区域分开和洗手），则照料有尿布婴儿的工作人员可能会直接（通过双手）或间接（通过食物、垫子或玩具）感染其他健康儿童。值得注意的是，如果处在疾病的早期或末期，或者病情轻或临床不易发现的感染，如甲型肝炎感染，则被感染的儿童可能看起来很健康。因此，关键是在任何时候都要采取预防措施。允许婴儿和会走动的较大儿童一起玩耍，会增加每个人接触感染性病原体的机会。

在幼儿园获得感染（如腹泻、感冒和支气管炎）的婴儿很可能会传给健康的家庭成员（20%～100%）。在大多数情况下，如健康的儿童年龄较大，则往往表现为轻型疾病。将婴儿与健康儿童分开的原因主要是保护婴儿。就甲型肝炎而言，年长儿童或成人的临床表现通常更为严重。

禁止入园　与年长儿童一样，婴儿也应每日接受筛查。当他们出现疾病症状和体征时，需要一些人员来照料，但如果超过了其能力或时间不够，就应该拒绝他们入园。以下是婴儿感染的症状和体征列表，应该作为拒绝婴儿入园的标准：

- 发热（肛门体温 > 38.3℃）
- 皮疹伴发热
- 腹泻（稀便无法用尿布包住）
- 呕吐
- 非常乏力
- 厌食
- 持续哭泣或烦躁不安
- 呼吸困难或持续咳嗽
- 皮肤或眼睛黄染（黄疸）

如果照料儿童的工作人员发现上述任何症状，就应该联系其父母，并寻求就医。

对工作人员的建议　所有照料婴幼儿的工作人员应该接受特殊的培训，并对以下几个方面进行监督：

- 疾病的传播和预防
- 相关的原则和实践：
  - ○洗手

  ○ 尿布更换流程
  ○ 食品处理、制备和喂养
  ○ 环境清洁
- 急救和心肺复苏
- 对健康和患病婴儿行为变化的认知
- 根据工作人员和父母提供的信息，保持每天对每个婴儿进行记录
- 一旦发现幼儿园儿童中有一些明显的疾病，应掌握告知其他家庭的流程

婴幼儿发病的表现可能不明显。照料者应该始终如一地照料好这些婴儿，并且每天与其父母保持密切沟通，以便发现哪些行为（如喂养、性格和粪便）是正常的，哪些是异常的。

照料者应该有书面的政策和流程来处理婴儿疾病和急诊情况。理想的情况是，幼儿园应该配备护士和（或）医生顾问，并获得每个儿童目前健康档案的相关资料。

照料者不能照料三四个以上的婴儿，也不应该同时照料婴儿和年长儿童。

有下列疾病的工作人员不应该照料婴儿：

- 腹泻和（或）呕吐
- 麻疹、流行性腮腺炎或风疹
- 水痘或带状疱疹
- 皮肤感染
- 肺结核
- 肝炎
- 感冒和咳嗽
- 唇疱疹

对父母的建议 与在家照料的婴儿相比，幼儿园中的婴幼儿罹患轻度和重度感染更为常见。

幼儿园中发生暴露和可能出现的感染有赖于以下几点：

- 幼儿园中儿童的总数
- 幼儿园儿童使用抗生素增加会导致幼儿园中耐抗生素细菌的增加
- 每名适龄儿童免疫接种的完成情况
- 幼儿园中的婴儿数(理想的情况是不要超过8～12名)
- 工作人员与婴儿的比例(理想的情况是少于1∶4)
- 每一小组婴儿是否有专门的、有技能的主要照料者
- 应对工作人员进行有关标准环境感染控制实践(如更换尿布后以及食品制备和喂养前正确地洗手)的培训，并进行监督
- 地面设计和配置的相关设备要确保卫生实践(如洗手槽的数量，尿布更换设施和厨房设施的分离，婴儿床间隔91.44cm，将婴儿及其照料者与年长儿童物理隔离)的安全
- 对患病的儿童和工作人员实行明确的书面禁止入园政策
- 与当地公共卫生部门保持联系

当婴儿患病时，其父母必须预先安排好备选的照料计划。父母应该充分理解监督的卫生程序以及禁止入园政策的重要性和好处。他们应该将孩子缺课的原因通知幼儿园。

父母应该知情，并每日保持与孩子的主要照料者沟通。

父母应该知道，即使在最好的幼儿园，婴幼儿也可能会经常出现感冒和发热性疾病，而其中大部分疾病都是轻症。然而，对于小于3～6月龄的婴儿而言，照料者可能很难区别轻症与重症的发热性疾病。

父母应该确保孩子在适当的年龄接种所有推荐的疫苗。父母应该认识到孩子会接触更多耐药的细菌，并被这些细菌所感染。父母不给孩子使用不必要的抗生素，可以减少这种感染的风险。

(陈 浩 译 周祖木 校)

第6章

免疫缺陷的儿童

Leigh B. Grossman

感染的风险

免疫缺陷传统上被分为先天性(即孩子出生时就伴有)和获得性(出生以后获得)。先天性免疫缺陷不常见，但会累及免疫系统中的一部分或更多部分。这些缺陷往往在出生后不久就表现出来，有时只在生命的早期有明显表现。获得性免疫缺陷是指出生后由于疾病或者治疗造成的免疫系统缺陷。在获得性免疫缺陷中，儿童期获得性免疫缺陷的主要原因是癌症及其治疗、移植及其治疗、使用免疫抑制药物导致的异常后果，以及人类免疫缺陷病毒(HIV)感染的严重后果。

不管是儿童先天获得的免疫缺陷，还是出生后由于疾病及其治疗或者新的感染(如HIV)造成的免疫缺陷，其最终结果都是无法抗击致病微生物，这些微生物既可以是新近获得的，也可以是原来正常微生物菌群中的一部分。

常见的感染

免疫缺陷儿童易感染一些常见的病原微生物，从而导致儿童感染(如流感、链球菌、轮状病毒、呼吸道合胞病毒、鼻病毒等)。然而，导致儿童疾病的这些常见病原体，在免疫缺陷儿童因其难以被抵御而引起更严重的感染。

此外，在免疫缺陷儿童皮肤或黏膜表面定殖的正常微生物，也会造成侵袭性感染。而且，许多儿童体内都有留置血管针或其他治疗装置，这些都是感染的高危因素。

总之，免疫缺陷儿童容易感染多种病原体，其中许多微生物是儿童自身正常微生物菌群中的一部分。当儿童免疫系统正常时，这些微生物菌群不会引起感染。因此，罹患癌症的儿童更容易感染。这种感染往往来自其自身体内，而不是接触其他人而被传染的结果。在很大程度上，感染 HIV 的儿童也是如此，但是这些儿童更容易感染儿童期的常见致病菌，尤其是肺炎球菌和流感嗜血杆菌。虽然免疫缺陷儿童对这些感染更加易感，但是免疫正常的儿童有这些相同的病原微生物时，则不发生感染，或者即使发生感染，也不会比免疫缺陷儿童获得的感染更为严重。

感染控制

应用于照料免疫缺陷儿童（以及健康儿童）的唯一最重要的原则是仔细洗手，尤其是在更换尿布或协助排便后。其次，当处理血液时，一定要遵循标准预防措施的原则。在幼儿园儿童（或工作人员）的免疫缺陷更有可能被漏诊或者未被发现。因此，在任何时间任何人都应该注意对工作人员的宣传教育以及遵循简单的感染控制原则和流程，确保幼儿园儿童和工作人员的安全。

特殊感染控制需求

罹患癌症、接受移植或者接受免疫抑制剂治疗的儿童 在癌症及其相关治疗导致免疫缺陷的儿童中，大部分感染由病人体内的一部分正常微生物所致，因此这种感染一般不需要特殊的感染控制措施。在中性白细胞减少的儿童或接受免疫抑制剂治疗的儿童，导致感染的微生物对于免疫功能正常的儿童不会构成特别的危险。然而，也有一些例外。最值得注意的是一些病毒，如水痘-带状疱疹病毒和麻疹病毒。罹患癌症的儿童，或者接受免疫抑制剂治疗的儿童，如果没有水痘的既往史，或者在发病前没有接种过疫苗，那么当这些儿童接触罹患水痘或皮肤带状疱疹的病人时，发生原发性水痘的风险就很高。如果不进行治疗，这种感染在免疫缺陷儿童会变得极其严重，发病的风险非常高，甚至会出现死亡。幸运的是，使用阿昔洛韦抗病毒治疗已经大大减少了免疫抑制患者原发性水痘的严重病例和死亡。随着水痘-带状疱疹疫苗的广泛使用，感染的风险也逐渐降低。尽管目前不推荐给免疫抑制儿童接种水痘-带状疱疹疫苗，但是可以预计群体免疫（即大量儿童产生的免疫力会降低未接种儿童感染的风险）可以降低这种感染的总体风险。尽管如此，目前的主要目标是通过确认何时发生接触以及对免疫抑制儿童进行免疫预防来努力预防水痘。因此，如果幼儿园里有活动期水痘患者，就不要让免疫抑制的儿童入园。如果幼儿园里出现水痘接触事件，就应该立即通知癌症患儿的医生或接受免疫抑制剂治疗患儿的医生。在绝大多数情况下，会推荐儿童在暴露后 72 小时内尽快注射水痘-带状疱疹免疫球蛋白，这样做可以减轻或完全可以预防暴露后发生感染的风险。同样，免疫抑制儿童接触麻疹患儿后，也应该使用丙种球蛋白对其进行免疫预防，以减轻或预防感染。

对于癌症儿童，还要考虑两个额外的感染控制问题。第一个问题，尽管血细胞计数低的儿童可以上幼儿园，但是必须注意的是，当中性白细胞计数低时，他们有出现感染并发症的风险。这种感染主要由他们自身体内的微生物所引起。中性粒细胞减少症患者出现感染的主要预示症状是发热。因此，当中性粒细胞减少的癌症患儿出现面部潮红伴有发热，或者出现嗜睡、萎靡不振时，应该测量其口温或腋温。如果体温超过 38℃，就要通知其父母或照料者。在大多数情况下，孩子需要住院接受抗生素治疗，直到发热原因明确或度过危险期（中性粒细胞计数下降）。第二个要考虑的问题是关于血管留置管的儿童。当然，这种留置管不应该在幼儿园的环境中操作，但是如果儿童诉说留置管周围皮肤、胸壁或腹部出现疼痛，就应进行观察以发现是否有红肿或压痛。如果有这些情况，就需要立即就医，因为感染有可能会沿着留置管管道蔓延。同样，如果身上有留置管的儿童出现发热，即使血细胞计数偏低，也应该通知儿童的父母和医生，这一点很重要。这种情况下，很有可能需要使用抗生素治疗。然而，上述两种情况并不表示感染会对其他儿童造成危险。

HIV 感染的儿童　感染 HIV 的儿童也有被感染的风险。这种感染可以由体内的微生物引起，也可以由体外的病原体所致。因为在感染 HIV 的儿童中，主要的细菌感染由荚膜细菌如肺炎球菌或流感嗜血杆菌所引起，因此这些细菌很可能来自幼儿园的其他儿童。然而，尽管相应的疫苗可导致发病减少，但是因为这些细菌无处不在，所以没有必要对罹患 HIV 疾病的儿童采取特殊的隔离或限制措施来拒绝儿童入园。

有关癌症儿童和 HIV 感染儿童与最近接种过疫苗的免疫正常者接触而导致发病的资料很少。尽管看起来大部分减毒、灭活的病毒或微生物疫苗接种不会导致疾病，但是某些活病毒疫苗（如口服脊髓灰质炎病毒疫苗或水痘疫苗）的排出有可能会对严重免疫抑制的儿童造成危险。

对健康儿童的风险

罹患癌症、接受移植或者接受免疫抑制剂治疗的儿童　对于接受癌症治疗患儿的绝大多数感染，其致病微生物对于免疫正常的儿童是不会致病的。因此，正常健康的儿童与癌症儿童简单地密切接触不会增加感染的风险。

HIV 感染的儿童 尽管 HIV 感染儿童的普通细菌性微生物（如肺炎链球菌和流感嗜血杆菌）感染率的确增加了，但是没有资料显示 HIV 感染儿童更具传染性或其携带的病原体毒力更强。虽然沙门菌和结核杆菌的慢性感染在 HIV 感染儿童中更为多见，但这些感染对健康儿童也有危险性。对于沙门菌，常规的洗手流程是必不可少的。HIV 感染儿童如果感染了沙门菌，就应该被禁止入园。尽管在 HIV 感染的儿童和成人中发生的绝大多数分枝杆菌感染由非典型细菌引起，但是城市中的结核杆菌，尤其是耐药菌株，在 HIV 感染者特别容易发生感染。尽管发生原发性结核杆菌感染的儿童通常不具有传染性，但是罹患活动期结核病的儿童在感染痊愈前应该被禁止入园。

HIV 感染的儿童中出现的大部分真菌性微生物对健康儿童没有危险性。念珠菌是无处不在的微生物，大部分免疫正常儿童的身上都有这种微生物的定殖。隐球菌在 HIV 感染的儿童中罕有出现，还没有出现人与人之间的传播。尽管在 HIV 感染的儿童中会存在组织胞浆菌，但是这种微生物在极端地区都非常常见，HIV 感染儿童接触该菌后不会增加其感染的风险。同样，在 HIV 感染发病的儿童中可能发生的大部分寄生虫感染，对免疫正常的儿童或健康儿童不会造成感染的危险。隐球菌或贝氏等孢子球虫相关的胃肠道感染可能是 HIV 感染儿童腹泻的主要原因。这些微生物可以在其他免疫抑制儿童以及免疫正常的个体中导致一过性感染。然而，在健康儿童，感染症状是短暂的，不发生慢性感染。因此，暴露于罹患隐孢子虫腹泻的 HIV 感染儿童，不会对幼儿园和学龄前机构的健康儿童造成感染的危险。

与癌症儿童或接受免疫抑制剂治疗者相似，水痘是 HIV 疾病患儿的一种重要感染。此外，HIV 感染儿童会出现水痘 - 带状疱疹病毒的慢性或持续性皮肤感染。如果 HIV 感染患儿的确发生了活动性水痘，则在疾病痊愈之前，应被禁止入园。如果健康儿童从 HIV 感染的儿童获得水痘 - 带状疱疹病毒感染，则这种感染不大可能会比从健康个体获得的感染更为严重。

当然，最关心的是在幼儿园内能否出现 HIV 本身的传播。幸运的是，这是一种极难传播的病毒，只有通过直接接触血液或通过性生活才能传播。日常接触，如玩耍或者正常的家庭接触，不会导致 HIV 感染的传播。实际上，一系列研究已经显示，即使密切接触，如亲吻、共享食物、共用餐具和其他用品，都不会导致这种病毒的传播。很多研究关注啃咬会不会传播 HIV。然而，通过这种途径传播病毒的可能性很小。目前，美国儿科学会建议有反复啃咬行为的儿童不能入园。因此，对 HIV 传播需要关注的只有血液传播或性生活传播。如果 HIV 感染儿童外伤出血，或出现鼻衄，或出现皮肤破损渗血，在帮助这个儿童时应该注意这一点。因为可能没有发现孩子已感染 HIV，所以通常会推荐使用标准预防措施作为常规操作。因此应该教育儿童和工作人员，不管什么时候儿童或成人出现出血性损伤时，应该佩戴手套进行帮助。血性液体可能会溅到地板、玩具或其他物品表面，应使用稀释（1∶10～1∶100）的漂白剂溶液进行清洗。

乙型肝炎病毒的传播途径与 HIV 相似，但传染性更强，可能是因为乙型肝炎的血液或体液接种量比 HIV 高得多。减少乙型肝炎传播应该采用的最有效的预防措施是标准预防措施和普遍的免疫接种。因此，如果实行标准预防措施，就可以有效地预防乙型肝炎和 HIV 的感染。虽然在粪便中没有发现乙型肝炎病毒，但甲型肝炎病毒可以通过粪 - 口途径传播，从而突显了洗手的重要性。巨细胞病毒也是免疫抑制儿童中非常常见的微生物，血清学阴性的妇女可以获得该病毒感染。尿液或分泌物是可能的传染来源，当处理分泌物和排泄物时，要再次强调洗手的重要性。

如果知道儿童已经感染或有免疫抑制，则采取预防措施相对比较容易，但必须强调在幼儿园有可能被漏诊或者信息可能被隐瞒。因此，尤其在HIV感染率最高国家的一些地区（大城市区域），在幼儿园有可能发现HIV感染儿童未被登记。

禁止入园

罹患癌症、接受移植或者接受免疫抑制剂治疗的儿童 这些儿童被禁止入园的主要原因是需要医学治疗或罹患的感染性疾病无疑会传给健康儿童或工作人员。在癌症儿童或接受免疫抑制剂治疗的儿童中发生的感染，对其他儿童构成的危险不大。因此，禁止儿童入园的感染包括表现为水痘或皮肤带状疱疹的水痘-带状疱疹病毒感染，或者麻疹病毒的感染。尽管没有水痘病史但与感染儿童有接触史的免疫正常儿童，在暴露后10～21天有发生水痘的风险，但是癌症儿童或接受免疫抑制剂治疗的儿童从暴露到发病的时间较长，可延长到暴露后28天才发病。因此，如果癌症儿童是罹患原发性水痘的高危者，应该在其暴露后10～28天不要入园。高危者是指无感染史，或者是水痘-带状疱疹病毒抗体阴性的个体。如果儿童可能患有另一种传染病，如结核病，则在接受合适的治疗之前，不应入园。然而，应该注意的是，对免疫正常的儿童也应该采取相似的预防措施，因为他们也会罹患类似的感染。

HIV感染的儿童 与癌症儿童相似，只有在极少数情况下才有必要让HIV感染儿童不去幼儿园上学。实际上，需要重视的主要感染危险是这种儿童是否感染了结核、水痘或者麻疹。HIV感染的儿童，与癌症儿童或免疫正常儿童一样，也应遵循相似的指南和禁止入园的期限。

对工作人员的建议 对于照料任何儿童的工作人员来说，能够实施的最重要措施就是仔细洗手。实际上，不管儿童免疫正常，还是免疫抑制，如果做到仔细洗手，就可减少多种常见的感染［如呼吸道病毒和胃肠道病毒（包括病毒性肝炎）］的传播。

此外，工作人员应该指导儿童如何洗手，尤其在便后。当然，工作人员应该在尿布更换期间或者帮助儿童如厕时洗手。当已知有感染危险而又必须接触污染的尿布时，工作人员应该佩戴一次性手套。必须强调的是，戴手套不能替代仔细洗手。

在儿童感染 HIV 疾病、结核病或乙型肝炎风险高的城市区域，应该告知工作人员这些潜在的感染危险以及这些疾病的传播途径。在这方面，工作人员应该放心，因在幼儿园发生的这些接触根本不可能传播 HIV。然而，工作人员在处理血性分泌物或出血创口时，应该实施标准预防措施的原则。如前所述，对所喷溅的血性液体应该使用稀释的漂白粉溶液进行清洗。

对父母的建议　父母们应该放心，癌症儿童、接受免疫抑制剂治疗的儿童或感染 HIV 的儿童对健康的儿童不会构成威胁。宣传教育是让父母们放心的最好方式。目前大量来自家庭接触以及各种学校环境接触的经验应该让父母们放心，因为与艾滋病患儿或者因癌症治疗产生严重免疫抑制的儿童接触所导致的疾病传播，不会比与其他健康儿童接触而导致疾病传播的可能性高。在任何时候，如果儿童在封闭的环境中，则传播各种常见传染病的可能性会增加。然而，艾滋病患儿或接受免疫抑制剂治疗的患儿不太可能传播感染，而是更容易获得某些疾病的感染。因此，健康儿童的父母应该放心，其孩子不会因为与癌症儿童、各种治疗导致免疫抑制的儿童或 HIV 感染儿童接触而导致感染风险的增加。

（陈　浩 译　周祖木 校）

第7章

慢性肺部疾病的儿童

Leigh B. Grossman

感染风险

罹患囊性纤维化、哮喘、支气管肺发育不良或其他慢性肺部疾病的儿童获得感染的风险没有升高。然而，这些人感染了上呼吸道感染、支气管炎、流感和肺炎的病原体后，发生严重疾病和危及生命的风险明显增加，而健康儿童感染后可能仅表现为轻度疾病。

常见的感染

除非他们所患的疾病还有其他导致免疫抑制的因素（如皮质类固醇治疗、无脾、获得性免疫缺陷综合征、移植或癌症治疗），否则慢性肺部疾病儿童的感染病因与家庭成员、幼儿园其他儿童的感染病因没有什么区别。

感染控制

特殊感染控制需求　对于这一人群来说，预防感染是有效控制感染的标志。采用疫苗来预防感染性病原体非常重要。这些疫苗包括肺炎球菌疫苗、b型流感嗜血杆菌疫苗和每年免疫接种的流感疫苗。在幼儿园里，呼吸道合胞病毒感染很常见，对慢性肺部疾病婴儿是感染风险非常高的病原体。应该与这些儿童的医生讨论预防性免疫治疗。如果可能的话，应该限制照料慢性肺部患儿的人数，以减少儿童暴露于大量病原体的可能。当幼儿园或学校中许多儿童出现上呼吸道疾病时（如流感流行季节），应该考虑避免对儿童集体的照料。如果有囊性纤维化儿童感染了洋葱伯克霍尔德菌（*Burkholderia cepacia*），则其他囊性纤维化儿童就有感染这种病原体的风险，因此不应与已感染的儿童接触。

对健康儿童的风险　慢性肺部疾病儿童不会出现罕见感染风险的增加。这些儿童的肺部和上呼吸道可能有一些罕见的菌群，但是这些微生物不会对健康儿童致病。

禁止入园　慢性肺部疾病儿童在肺病症状加重时（如发绀、呻吟、呼吸改变、咳嗽增加和呕吐），应该马上就诊。不应在幼儿园对他们进行监护。

应该根据对所有儿童的建议来指导和实行因传染病而禁止入园的规定（注意第 4 章以及第四篇特殊的感染部分），要认识到慢性肺部疾病儿童的病程更长，病情更严重。

对工作人员的建议　所有工作人员每年应该接种流感疫苗，来降低发生感染和将感染传给高危婴儿和儿童的可能性。工作人员在照料慢性肺部疾病儿童时应该非常小心，以确保自己或其他被照料者的轻度感染不传给这些儿童。通过仔细洗手就能达到最佳效果。在照料其他病毒性呼吸道疾病患儿后，尤其要注意洗手。

对父母的建议　应该告知健康儿童的父母，慢性肺部疾病儿童不会导致健康儿童的罕见感染。

尤其在病毒性呼吸道疾病增多的季节，慢性肺部疾病儿童的父母应该观察孩子有无出现呼吸窘迫加剧的症状和体征。当幼儿园中有许多儿童出现上呼吸道疾病时，父母们应该考虑改变照料孩子的环境，避免在集体环境下照料儿童。理想的情况是，父母们应该让少数几位每年接种流感疫苗的照料者来照料这些有慢性肺部疾患的孩子。

（陈　浩 译　周祖木 校）

第8章

心脏疾病的儿童

Karen S. Rheuban

感染风险

罹患先天性心脏病的儿童往往无法承受明显的下呼吸道疾病。如先天性心脏病病人同时感染呼吸道合胞病毒时，病死率非常高。由于肺的顺应性降低，大量左向右分流和肺水肿的病人无法承受急性肺炎和其他下呼吸道感染。

常见的感染

心脏病患儿的感染与周围家庭成员的感染没有差别。例外的情况是发生严重细菌感染（菌血症和脑膜炎）的无脾儿童以及心脏移植术后免疫抑制的病人。

感染控制

特殊感染控制需求　在幼儿园处理心脏病患儿的关键是预防感染。针对流感、b型流感嗜血杆菌和肺炎球菌等常见病原体的免疫接种，可以预防大量导致充血性心力衰竭儿童病情恶化的感染性疾病，也有助于预防无脾儿童的严重感染。在幼儿园，呼吸道合胞病毒感染很常见。对于有先天性心脏疾病，尤其是发绀性先天性心脏疾病的婴儿，该病毒是高危病原体。应该与儿童的医生讨论预防性免疫治疗。当接触水痘病毒而未接种活病毒疫苗时，免疫抑制病人的发病风险极高。当再次感染A组β溶血性链球菌时，有风湿热病史的心脏病儿童容易再次发生风湿热。因此，应该口服或肌注青霉素进行预防。在接受口腔和其他侵袭性操作时，为预防细菌性心内膜炎，罹患先天性和获得性心脏病的儿童应该接受抗生素治疗，但实际上这些治疗大多与幼儿园没有相关，除非发生紧急情况。

当幼儿园发生病毒性疾病流行时，应该仔细洗手。在上呼吸道和下呼吸道病毒感染暴发期间，如有可能，应该尽量安排少数照料者来照顾有明显心脏疾病的婴儿。

（陈 浩 译 周祖木 校）

第9章

残疾儿童

Susan M. Anderson

在幼儿园里可能需要照顾肢体残疾、认知或感觉障碍的儿童。尽管在年龄较小的阶段，认知障碍可能会不明显，但是认知障碍的儿童较运动障碍的儿童更常见。

肢体残疾儿童运动功能损害的病因各异。绝大多数肢体残疾儿童都罹患脑病。在脑病病情稳定的儿童，其功能障碍不会进展，还会逐渐学会一些技能，但是学习的速度较预期的要慢。与此相反，在罹患进展性脑病的儿童，运动功能会逐渐恶化，并失去既往已经学会的技能。脑病病情稳定的儿童包括罹患脑性瘫痪的儿童，这种瘫痪是一种非进展性的运动、肌张力和体位的障碍。脑病病情稳定的儿童还包括大脑受累较多的脑病儿童，如肌张力低下和运动发育迟缓的唐氏综合征儿童。儿童进展性脑病的病因可以是感染性，如获得性免疫缺陷综合征(AIDS)，也可以是遗传性，如代谢性疾病(例如不伴酮症性高甘氨酸血症)或者储积病(例如 Hurler 综合征)。对继发于后天性脑部外伤的后天性肢体残疾儿童进行运动功能检查，结果发现随着时间的推移，运动功能会逐渐改善。脊髓损害或者脊髓脊膜膨出的儿童会出现病灶运动神经平面以下的肢体瘫痪以及相应的感觉消失、肠道和膀胱控制功能的消失。儿童神经肌肉性疾病包括前角细胞疾病(如 Werdnig-Hoffmann 病)、肌病和杜氏肌营养不良症。神经肌肉性疾病大多有一个进展性的病程，但也可能为静止性的病程。肢体残疾儿童也可包括先天性或后天性截肢的儿童，以及烧伤的儿童。

静止期或进展期脑病的儿童也可能出现认知障碍。静止性脑病儿童包括出现精神发育迟滞或认知障碍、发育迟缓以及交流障碍的儿童。这些儿童可以逐渐学习新的技能，但是比预期的学习速度要慢。有时候认知障碍的病因是明确的（例如唐氏综合征、先天性甲状腺功能低下），但是在很多情况下病因是不明的。进展性脑病所致认知障碍的儿童，其语言和解决问题的能力会逐渐恶化。随着时间的推移，后天性脑部外伤儿童会出现功能逐渐改善的情况。患有学习障碍的儿童在学龄前阶段极难确定。然而，学习障碍儿童的特点是基于语言的能力和解决问题的能力之间存在差异。自闭症是一种语言和非语言交流、行为和社交的非进展性功能障碍，近 30 年该病发病率急剧上升。注意力缺失症在学龄前年龄很难被诊断出来。罹患这种疾病的儿童可能会被归入非进展性认知障碍的儿童中。

感觉障碍的儿童包括失明或失聪的儿童。单纯感觉障碍的儿童比认知或运动障碍的儿童更为少见。

感染风险

残疾儿童感染的风险增高，其原因有多种。严重运动神经疾病患儿由于缺少全身运动，关键肌肉组织失去神经控制，导致感染风险的增高。如果儿童不能运动，其咽部肌肉组织控制能力又有障碍，则清除呼吸道分泌物的能力下降，从而导致误吸和肺部感染的风险增加。严重不能运动的儿童可能更容易罹患中耳炎，尤其是其头部长期处于下垂姿势时，则不能清除口腔的分泌物。对于脊髓损害或者是脊髓脊膜膨出的儿童，由于有神经性膀胱功能障碍，故膀胱病原菌定殖和出现尿道感染症状的风险大大增加。

残疾儿童出现或表达症状的能力也有所降低。疼痛是感染的常见伴随症状。因为口腔运动神经障碍或语言发育迟滞，所以有些儿童不能有效地表达自己的症状。此外，可能因身体残疾而无法展示一些特殊的症状。对于神经性膀胱功能障碍的患儿，尽管尿道感染的风险增加，但是由于感觉缺失，往往没有典型的尿道感染症状，如尿频、尿急和尿痛。某些脑部外伤或颈部脊髓损伤儿童，体温控制失常，可能不出现发热。自闭症谱系障碍的儿童由于感觉统合困难，往往不会显示或者报告疼痛症状。此外，由于照料者较多地关注残疾儿童特殊的需求而忽略了一些常规的儿童保健工作，导致残疾儿童受到良好照顾的可能性较少，免疫接种也不太完善。

常见感染

残疾儿童中上呼吸道感染的发病率没有升高。口腔运动功能障碍儿童出现的上呼吸道感染，可能会使已经存在的分泌物处理困难问题更加复杂。由于腭功能障碍，腭裂儿童的中耳炎发病率增加。唐氏综合征儿童由于咽鼓管较短较平，罹患中耳炎的风险也会增加。口腔运动功能障碍的儿童由于无法处理口腔分泌物，导致罹患中耳炎的风险增加。

至于下呼吸道感染，某些运动功能障碍的儿童由于口腔运动功能障碍和胃食管反流发病增加，导致吸入性肺炎的发病率增加。这些儿童中的许多人有继发于口腔运动障碍的吞咽障碍，因而不能保护其气道。口腔运动障碍的儿童包括运动障碍的儿童（如脑性瘫痪、肌病或前角细胞疾病）以及 Arnold-Chiari 畸形（该病被认为是单独的畸形或与脊髓脊膜膨出同时出现）的儿童。呼吸道肌肉组织功能损害（如神经肌肉性疾病或颈-胸段脊髓损伤）的儿童，如果出现任何呼吸道感染，则更容易发生肺炎和肺部消耗性疾病。因此，在这些高危人群中，每年接种流感疫苗和常规接种 b 型流感嗜血杆菌疫苗、百日咳疫苗和肺炎球菌疫苗是重要的预防性措施。

残疾儿童与其他儿童一样，也会发生病毒性胃肠炎，但是他们比其他儿童更容易出现并发症，如口服补液不足导致的脱水。

在神经性膀胱功能障碍（以脊髓脊膜膨出或脊髓损伤病人较为常见）儿童中，尿道的细菌定殖发生率明显增高。由于缺乏感觉，神经性膀胱功能障碍儿童往往没有下泌尿道疾病的症状，如没有典型的尿频、尿急、尿痛症状，但可以表现为尿色或气味的改变病史或者出现发热、呕吐或腹痛的症状。明显无法活动的儿童中，尿道感染的发生率增加，这在严重脑性瘫痪或长期石膏固定制动（例如人字形石膏）的儿童中多见。

残疾儿童与其他儿童一样，也会出现儿童脑膜炎。脑积水分流术后的儿童由于异物导管的存在，罹患细菌性脑膜炎或脑室炎（往往是皮肤菌群或罕见微生物所致）的风险会增加。

在残疾患儿的某些亚群中，皮肤感染可能更为常见。由于感觉缺失，脊髓损伤或脊髓脊膜膨出儿童会出现褥疮性溃疡。智障或严重自闭症的儿童，因为有反复自我刺激或自我伤害的行为，所以更容易罹患蜂窝织炎及脓疱病。

感染控制

特殊感染控制需求 对于残疾儿童来说，最重要的感染控制措施是对任何儿童都适用的措施，如良好的洗手措施。此外，应该对所有照料儿童的人员进行合适的教育，让他们知道所照料的每个特殊儿童易患感染的症状和体征。例如，照料脊髓脊膜膨出儿童的人员就应该知道尿道感染以及脑膜炎 / 脑室炎的症状和体征，因为脊髓脊膜膨出儿童往往发生这些感染。此外，照料脊髓脊膜膨出儿童的人员可望能特别注意皮肤护理，尤其在尿布区域，因为这些儿童更容易发生无任何疼痛迹象的蜂窝织炎、尿布疹和褥疮性溃疡。

感染 HIV 的儿童可能会有认知或运动障碍，而且往往会逐渐加重。感染 HIV 的儿童由于其免疫功能被抑制，故更加容易从幼儿园的其他儿童获得感染。其他儿童或其照料者与感染 HIV 儿童的日常接触，不会有被传染的风险。如果感染 HIV 的儿童在游戏场所受伤出血，应该采用标准预防措施进行处理。

先天性巨细胞病毒（CMV）感染的儿童可能会有运动、认知或感觉障碍。先天性巨细胞病毒感染的儿童在出生后有一段时间会排出病毒。然而，在幼儿园中排出该病毒的绝大部分儿童是后天感染的。因此，不应该将先天性巨细胞病毒感染的儿童单独挑出进行隔离或禁止入园。除了良好的洗手措施之外，也不需要采取特殊的措施。

先天性风疹患儿出现视觉、听觉或认知障碍最为常见。先天性风疹患儿可将风疹病毒传给易感的接触者，直到 12 月龄后，或者在 3 月龄后鼻咽分泌物和尿液培养阴性时，才不具有传染性。尽管幼儿园中的其他婴儿可能会从母亲获得被动免疫力，但是年长婴儿、未进行免疫接种的儿童、未进行免疫接种母亲所生的孩子以及照料儿童者，都可以归为易感接触者。因为 10%～15% 的成人是风疹易感者，所以对易感的儿童照料者和幼儿园工作人员都应该接种疫苗。

先天性疱疹病毒感染的儿童可反复出现皮肤或口腔的疱疹性皮损，但不需要拒绝他们入园。应该用敷料覆盖皮肤的疱疹性皮损。因为口腔疱疹极为常见，而且在热病性疱疹复发的间歇期病人仍会排出病毒，所以没有必要拒绝这些儿童入园。

对健康儿童的风险　只有在上述特殊情况下残疾成为感染因素时，残疾儿童才会对健康儿童构成感染的危险。然而，要注意并非残疾作为感染因素的所有儿童都会对其他儿童构成危险。例如，一名 9 月龄感染流感嗜血杆菌脑膜炎造成脑性瘫痪的儿童，对健康儿童的感染风险不会增加。

禁止入园　如果照料儿童场所的正常功能无法满足疾病治

疗的需求，就应拒绝儿童入园。例如，有肾盂肾炎的儿童可能需要住院并静注抗生素治疗。如果幼儿园无法提供这样的环境和资源进行静注治疗，则该儿童不应来幼儿园上学，直至不再需要这种特殊医学治疗。

如果儿童的个人健康由于幼儿园的环境而受到明显的威胁，则不应去幼儿园。例如，有免疫抑制的艾滋病患儿，如果与其他儿童亲密接触，就会让自身承受风险。然而，没有免疫抑制的感染HIV的儿童进入幼儿园，则不会让自身承受风险。

如果一名儿童在幼儿园里会对其他儿童造成感染的危险，则该儿童就应该被禁止入园。如果一名感染乙型肝炎的儿童长期喜欢咬人，则可能通过咬人而导致其他儿童感染乙型肝炎。处于风疹病毒排出活跃期的儿童，如果在其周围有许多易感者，就可通过分泌物和气溶胶感染这些易感者。然而，易感者也可以通过免疫接种来保护自己。

对工作人员的建议 照料残疾儿童的幼儿园最重要的任务是做好常规的卫生保健工作。工作人员应该明确所有照料者在语言上都能了解每一名儿童相关疾病的诊断。

照料者应该了解每个儿童的残疾以及相关的并发症，从而能发现儿童感染的症状和体征。应该保留主要诊疗医生和其他亚专科医生的紧急电话号码。与所有儿童一样，应该明确每个残疾儿童的免疫状态。在某些情况下（如进展性或退行性神经性疾病），主要诊疗医生可能会建议不要接种某些疫苗。

幼儿园的工作人员应该监督常规的安全问题。室内外应该配备游戏区域，这些区域要确保对幼儿园所有儿童（包括残疾儿童）的安全。各种平面应该适合于儿童的活动。如果幼儿园需运送儿童，则车辆应有儿童的座位和约束装置，并根据幼儿园的所有孩子进行相应调整。

对于有和没有残疾的儿童而言，最重要的感染预防措施就是良好的洗手习惯。

对父母的建议 残疾儿童将感染传给其他儿童的可能性与没有残疾的儿童相同。儿童不会把残疾传给另一个儿童。父母们应该知晓幼儿园的卫生、安全和疾病政策，还应该明确自己的孩子和幼儿园里的所有其他孩子都应该全程接种疫苗。

（陈 浩 译 周祖木 校）

第10章

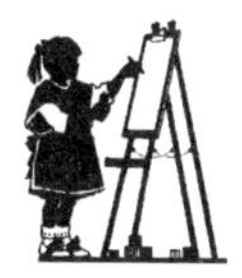

慢性皮肤病(湿疹)的儿童

Patricia Treadwell

感染风险

湿疹(也称特应性皮炎)是一种慢性皮肤疾病，有15%～20%的美国儿童受累。由于该病发病率高，因此在幼儿园湿疹较为常见。最近注意到丝聚合蛋白(filaggrin)基因突变导致皮肤屏障异常，从而导致湿疹患儿易于定殖和感染微生物。

常见的感染

大部分湿疹患儿都有金黄色葡萄球菌定殖(既有甲氧西林敏感的MSSA，也有少见的耐甲氧西林的MRSA)。这些微生物可间断性地造成继发感染。湿疹儿童也可能发生继发性病毒感染，包括单纯疱疹病毒(疱疹性湿疹或卡波西水痘样疹)和牛痘(牛痘性湿疹)。军队人员的湿疹孩子曾发生种痘后湿疹，系通过该军队人员受种天花疫苗后将疾病传给孩子。

感染控制

特殊感染控制需求　当罹患慢性皮肤疾病的儿童感染某种微生物时，可能需要一些特殊的预防措施以预防传播给其他儿童。虽然抗炎治疗本身将会减少微生物的数量，但对湿疹的治疗不能间断。相反，当幼儿园中非特应性皮炎儿童或其他人员罹患某些皮肤感染性疾病，尤其是热病性疱疹（单纯疱疹、唇疱疹）和脓疱病时，应该保护湿疹患儿，避免与这些患者密切接触。对这些感染可采用医学治疗的方法。但是，在某些特殊情况下（如疱疹性湿疹），罹患慢性皮肤病的儿童应暂时被禁止入园。初级保健医生是做出这个决定的最佳人选。

对健康儿童的风险 如果继发感染出现在裸露区域，就有传播感染的潜在风险。如有可能，应该用敷料覆盖感染区域，避免接触伤口引流液。

禁止入园 只有当儿童具有传染性时，才会被禁止入园。当罹患疱疹性湿疹或牛痘性湿疹时，通常就会出现这种情况。此外，如果儿童有严重金黄色葡萄球菌感染而没有得到足够的治疗，则暂时拒绝其入园是较为合适的。一般来说，与幼儿园里的其他儿童一样，湿疹儿童也应该得到治疗。

对工作人员的建议 工作人员需要了解湿疹儿童的特殊需求，包括一些不一定与感染本身有关的需求（如饮食、锻炼和衣着），但是这些因素有可能使皮肤疾病恶化，从而增加了感染的风险。此外，工作人员需要了解这些儿童可能会出现哪些类型的感染。

对父母的建议 应该告知健康儿童的父母，湿疹本身没有传染性。如同幼儿园任何其他儿童一样，如果需要对湿疹患儿并发的感染进行治疗时，该患儿就应该接受治疗，直到对其他儿童不再有感染风险时才可以入园。

（陈 浩 译 周祖木 校）

第11章

发展中国家的儿童

Leigh B. Grossman

感染风险

发展中国家的儿童常常来自卫生条件差的地区，且在这些地区可通过被病原微生物污染的食品和饮用水而传播疾病。拥挤的居住环境和营养不良可导致其他疾病（如结核病）的发病率上升。在许多发展中国家，疫苗接种率低导致脊髓灰质炎、麻疹、脑膜炎球菌疾病和白喉的发病率上升。由于这些疾病在急性期传染性极强，而且旅行者和移民可传入这些疾病，因此对幼儿园儿童全程接种所有推荐的常规疫苗以获得保护是非常重要的。

感染某些微生物的儿童在疾病急性症状消失后，还能在一段时间内携带并继续排出这些微生物。在幼儿园这些长期排出的微生物是儿童之间疾病传播的最大危险因素。

常见的感染

来自发展中国家的儿童有可能长期携带的病原体包括：

细菌

- 沙门菌
- 志贺菌
- 空肠弯曲菌
- 结核分枝杆菌

病毒
- 甲型肝炎病毒
- 乙型肝炎病毒
- 丙型肝炎病毒
- 巨细胞病毒
- 人类免疫缺陷病毒
- 脊髓灰质炎病毒
- 肠道病毒

寄生虫
- 原生动物
  - 隐孢子虫
  - 卡耶塔环孢子虫
  - 蓝氏贾第鞭毛虫
  - 溶组织内阿米巴
  - 脆弱双核阿米巴
  - 疟原虫
- 蠕虫
  - 微小膜壳绦虫
  - 毛首鞭形线虫
  - 钩虫
  - 蛔虫
  - 粪类圆线虫
  - 血吸虫
  - 猪带绦虫

然而，上述病原体中有多种不会直接从一个儿童传给另一个儿童。不同病原体的原因各异，但是可能是因为生活史需要动物中间宿主，如虫卵必须在土壤中发育成熟才有传染性，或者病原体必须通过性活动或被感染的血液或注射针直接传播。

因此，容易在幼儿园中发生传播的常见热带病原体包括：

- 细菌
  - 沙门菌
  - 志贺菌
  - 空肠弯曲菌
  - 结核分枝杆菌
- 寄生虫
  - 原生动物
    - 隐孢子虫
    - 环孢子虫
    - 蓝氏贾第鞭毛虫
    - 溶组织内阿米巴
  - 蠕虫
    - 微小膜壳绦虫
    - 猪带绦虫
- 病毒
  - 巨细胞病毒
  - 甲型肝炎病毒
  - 肠道病毒
  - 脊髓灰质炎病毒

感染控制

特殊感染控制需求　由于所关注的绝大多数微生物可通过粪-口途径传播(除巨细胞病毒和结核分枝杆菌外)，因此控制感染应该关注良好的个人卫生习惯、良好的洗手习惯、制备食物的工作人员不能处理儿童的尿布、未经治疗的腹泻和(或)伴有发热的儿童应该被禁止入园。这些措施并无针对性，可推荐给每个幼儿园，不管该园有无来自发展中国家的儿童。

除非发病明显，有慢性咳嗽和体重下降等症状，否则罹患结核病的儿童没有传染性。因此，在进入幼儿园或学校前，医生应该对来自发展中国家的慢性病患儿进行评估。

对健康儿童的风险　理论上，上述较短列表中的肠道病原体对健康儿童都会构成感染危险。实际上，最容易引起传染的微生物是沙门菌、志贺菌、隐孢子虫、蓝氏贾第鞭毛虫和甲型肝炎病毒。经常保持上述良好的个人卫生习惯可降低感染的风险。

禁止入园　当来自发展中国家的儿童出现无法解释的慢性疾病或当他们出现急性腹泻时，就应该被禁止入园。在明确没有携带乙型肝炎病毒或人类免疫缺陷病毒前，喜欢经常咬人的儿童也应该被禁止入园。

对工作人员的建议　幼儿园的工作人员应该了解来自发展中国家的儿童将危险疾病传给其他儿童的可能性微乎其微。针对疫苗可预防性疾病（如甲型肝炎）进行常规的免疫接种、良好的个人卫生习惯、禁止未经治疗的腹泻和（或）伴有发热的儿童入园等措施可以大大减少胃肠道疾病的传播。

对出现慢性疾病的儿童，应由医生进行评估。事先要告知医生该患儿可能患有热带地区的流行病，并需进行相应的检查。

成人甲型肝炎的临床表现比年幼儿童更为严重，因此工作人员应接种甲型肝炎疫苗。工作人员还应确保自己全程受种脊髓灰质炎疫苗。

对父母的建议　父母们可能会发现下述信息很有帮助：

- 不管是否来自发展中国家，儿童都可在幼儿园发生腹泻。
- 将孩子送入幼儿园前，父母们应该确定该幼儿园有讲究良好的个人卫生习惯。
- 幼儿园中的外国儿童将严重疾病传染给其他儿童的风险非常低。
- 父母们应该确定其孩子已经根据当地推荐的免疫程序全部接种了常规疫苗。

（陈　浩 译　周祖木 校）

第四篇

特殊的感染

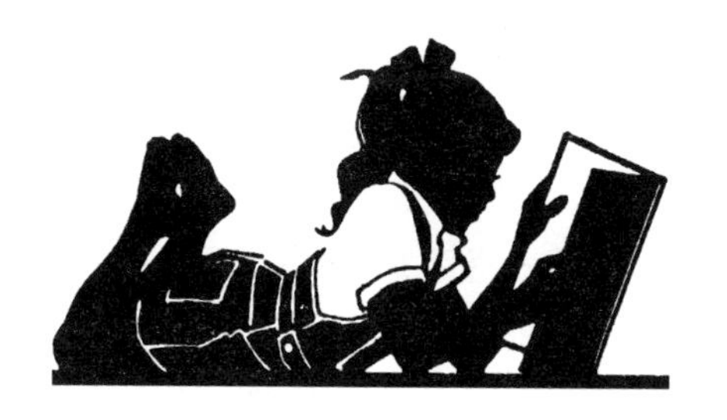

第12章

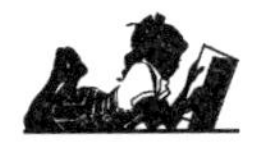

腺病毒

Scott A. Halperin

临床表现

腺病毒是一种常见的病毒，其感染的临床表现多样。在个别情况下，其临床表现非常明显以至于可以做出明确的临床诊断。然而在大多数情况下，腺病毒引起的疾病与许多其他病原体引起的疾病难以鉴别。腺病毒导致呼吸道和胃肠道的感染最为常见。腺病毒引起普通感冒罕见，但是引起上呼吸道感染伴有咽炎和发热非常常见。腺病毒可引起结膜炎、渗出性扁桃体炎、喉气管炎（哮吼）、支气管炎、毛细支气管炎和肺炎。腺病毒还可引起一种所谓的咽结膜热的综合征。该综合征很有特征性，其流行往往与被污染的游泳池水有关。除了这些上呼吸道感染之外，腺病毒还可引起儿童腹泻。肠道腺病毒感染患儿也会出现上呼吸道症状。

病原体

腺病毒是无包膜的双链 DNA 病毒。已经确定在人类有 51 种不同血清型，从其他物种还分离到其他血清型。腺病毒附着于靶细胞后，病毒的 DNA 进入细胞核。在细胞核中病毒 DNA 开始复制，形成特征性的包涵体。腺病毒感染细胞会导致裂解性感染，病毒迅速增殖导致细胞死亡。腺病毒也可引起潜伏性感染，通常发生在淋巴样细胞（如扁桃腺的细胞）中。最后，腺病毒能够引起致癌性转化。但这种腺病毒与细胞之间的最终相互作用在人类疾病中的意义尚不清楚。

流行病学

病原体来源 可以在感染者的呼吸道分泌物、结膜和粪便中检出腺病毒。

高危人群 在年幼婴儿和儿童中，腺病毒感染最常见也更严重。暴发往往发生在密切接触常见的环境中，包括幼儿园、学校和医院。在新兵中发生的流行特别严重。在免疫缺陷病人，尤其在骨髓和固体器官移植受者以及罹患获得性免疫缺陷综合征的病人，发生感染日益增多。

传播途径 腺病毒感染可通过小飞沫气溶胶传播。当含有病毒的飞沫颗粒进入易感者的鼻子、咽喉或结膜后，就发生了感染。腺病毒也可通过粪-口途径传播。

潜伏期 2～14天。

诊断

在大多数情况下难以做出腺病毒感染的病因学诊断。一般来说，可以诊断为一个临床综合征，如结膜炎、喉炎、毛细支气管炎、肺炎或胃肠炎，而不能确定特定病原体。通过病毒培养或使用电子显微镜、免疫荧光法、酶联免疫吸附试验（ELISA）或聚合酶链反应（PCR）直接检测临床标本中的病毒，可以明确诊断。实时PCR越来越多地用于腺病毒感染的快速诊断。双份血清标本检测显示，如第二份标本腺病毒抗体滴度升高，也可以做出特异性诊断。肠道腺病毒无法通过常规的组织培养方法进行培养，而需要使用特殊的细胞培养方法、电子显微镜、抗原检测法或核酸检测方法（如 PCR）进行检测。

治疗

尽管有报道使用西多福韦治疗感染腺病毒的免疫抑制病人获得成功，无明显肾毒性，但是治疗腺病毒感染尚无特异性方法。大部分的感染并不严重，不需要住院治疗。然而，在非常年幼或免疫抑制的病人中，感染可能较为严重，需要住院进行支持性治疗。

传染期

在症状出现前 2 天到症状出现后 8 天可从呼吸道分泌物中分离到腺病毒。从开始腹泻前平均 3 天到腹泻停止后平均 5 天，可从粪便中分离出肠道腺病毒，但排出病毒的时间可能长达 2～3 个月。在症状出现后 2 周内，可以从结膜培养出腺病毒。

感染控制

疫苗 目前尚无商业生产的腺病毒疫苗。某些类型腺病毒的疫苗不用于儿童，而是通常用于部队新兵，目前尚未上市。但是用于上述目的的新疫苗已经进入临床试验阶段。

禁止入园 对由腺病毒引起的呼吸道感染儿童不需被禁止入园。可根据患儿的自身状况决定是否继续留在幼儿园。肠道感染腺病毒患儿在腹泻停止之前应被禁止入园。腺病毒结膜炎往往会发生流行而难以控制，因此，如果出现角膜结膜炎流行，应拒绝有脓性结膜分泌物的儿童入园。

对其他儿童的建议 由于暴露发生在症状出现前，因此一旦出现腺病毒感染，则不需要采取特殊的措施。应该观察每名儿童是否出现有提示更严重疾病而可能需要医生诊治的症状。应该记住在免疫抑制儿童中可能会出现更严重的疾病。

对工作人员的建议 成年照料者腺病毒感染的风险没有增加。要特别关注洗手，注意感染性排泄物（尤其是粪便），以预防病毒在幼儿园的持续传播。

对父母的建议 腺病毒感染通常轻微，并呈自限性。然而，父母们应该知道可能还会出现一些并发症，如中耳炎、脱水和肺炎。如孩子发生这些疾病，需要被带去看家庭医生。

（陈 浩 译 周祖木 校）

第13章

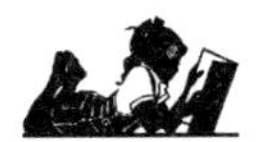

阿 米 巴 病

Barbara A. Jantausch　William J. Rodriguez

临床表现

大部分阿米巴感染没有症状。某些慢性肠道阿米巴感染的病人可能会出现间歇性腹泻、便秘、腹胀、腹部不适、腹部绞痛以及乏力。出现腹泻的病人通常伴有腹部绞痛。

急性阿米巴痢疾目前比较少见。病人可出现发热、腹泻（即水样便伴血液和黏液）、腹痛和畏寒。也可出现头痛、里急后重感和白细胞增多。

胃肠道的溃疡性病灶会导致寄生虫经门静脉进入肝脏（占总病人数的1%～5%），并发生肝脓肿。大约有四分之一的病人会出现肝肿大伴疼痛。黄疸罕见，但白细胞增多和碱性磷酸酶升高很常见。X线检查显示右半横隔抬高。寄生虫还会游走到肺、脑和皮肤。也可出现结肠穿孔、腹膜炎甚至死亡，但较为罕见。

病原体

溶组织内阿米巴是原生动物寄生虫，呈全球性分布。目前根据溶组织内阿米巴的形态学特征分为溶组织内阿米巴和迪斯帕内阿米巴两个不同的种。

溶组织内阿米巴引起局部侵袭性疾病，而迪斯帕内阿米巴不会致病。包囊是具有感染性的颗粒样物质，通常在成形粪便中才可以找到。人摄入包囊后，包囊逐渐成熟形成活动性滋养体，主要在肠道液性内容物中存活。

流行病学

病原体来源 人类和灵长类动物是溶组织内阿米巴的宿主，可将感染传给其他动物（如狗、猫和猪）。食物和水可被阿米巴包囊污染，因此用污染的水清洗的水果和蔬菜会成为另一个感染来源。

高危人群 虽然溶组织内阿米巴分布于全世界，但是在发展中国家较低社会经济阶层的人群中较为流行。去疫区的旅行者和幼儿园的儿童有可能感染本病。

传播途径 粪-口途径传播、人和人之间的传播以及摄入被污染的食品和水，都会引起感染。通过摄入阿米巴包囊可传播感染。感染的宿主没有症状，但可排出成千上万的包囊。加氯消毒不能杀灭包囊。包囊在潮湿环境中可存活数周。

潜伏期 潜伏期通常是1～4周，但也可以是数天到数月。

诊断

肠阿米巴病 在新鲜粪便或肠壁刮片中找到包囊或滋养体就可以诊断该病。因为包囊的排出可能呈间歇性，所以粪便标本应送检三次，每次间隔24小时。在成形粪便中更容易找到包囊，在液态粪便中更容易找到滋养体。因为滋养体可能会很快丧失生存能力，形态也会消失，所以应在30分钟之内检查新鲜的粪便标本。如果不能获得新鲜标本，就使用聚乙烯醇（PVA）保存的标本。在粪便检查中，溶组织内阿米巴和迪斯帕内阿米巴外表相似。可以通过粪便抗原检测方法、同工酶分析法和聚合酶链反应（PCR）对这两种阿米巴进行鉴别。

急性痢疾　可以在痢疾病人粪便中检出吞噬了红细胞的活动性滋养体。用乙状结肠镜可以发现阿米巴溃疡。对于绝大多数肠外阿米巴病病人、肠道感染的病人以及10%排出溶组织内阿米巴包囊的病人，采用血清学检测，特别是酶免疫法（EIA）可以检出溶组织内阿米巴的抗体。在进行适宜治疗后可能会出现阳性的检测结果。还可以应用酶联免疫吸附试验、免疫荧光检测和对流免疫电泳进行检测。在痢疾期和肠外阿米巴期，血清学检测很有帮助。

肝脓肿　血清学检测（溶组织内阿米巴特异性IgG和IgA抗体滴度）很有帮助。除血清学检测方法外，影像学检查结果也可以作为有用的诊断依据。50%病人的胸部X线检查发现有右半横隔抬高的现象。腹部超声和CT检查也能确定肝脏病灶的存在。

治疗

迪斯帕内阿米巴感染不需要治疗。无症状排出溶组织内阿米巴包囊的肠道感染病人应该接受双碘喹啉治疗。其他备选药物包括二氯尼特或巴龙霉素。在美国目前无法买到二氯尼特，但是可以从美国疾病预防控制中心获得相关信息。对于肠阿米巴病、肝脓肿或溶组织内阿米巴造成的各种侵袭性疾病，应该使用双碘喹啉或巴龙霉素联合组织抗阿米巴药物，如甲硝唑。应避免使用皮质类固醇和抗蠕动剂。对于肝脏巨大脓肿病人，要慎重选择经皮引流或外科引流。

传染期

如果粪便中有排出包囊，就认为该病人有传染性。未经治疗的病人排出包囊可长达数年。

感染控制

疫苗 目前还没有疫苗可用。

禁止入园 对感染的患儿应该被禁止入园，直到他们接受治疗，症状消失，粪便中无卵囊检出。应采用粪便酶免疫法检测来确定寄生虫是否已被根除。

对其他儿童的建议 对出现胃肠道症状的儿童，应该禁止入园。应对其粪便检查溶组织内阿米巴。

对工作人员的建议 工作人员应养成良好的洗手习惯，尤其是在便后和处理尿布后。出现胃肠道症状的工作人员应居家，并检查其粪便有无卵囊。在疾病暴发期间，幼儿园不应招收新的儿童入园。

对父母的建议 父母应该观察孩子有无出现胃肠道症状。有症状的儿童应居家，儿科医生应对其进行处理。应将儿童粪便送检以检测卵囊和寄生虫情况。

(陈 浩 译 周祖木 校)

第14章

十二指肠钩口线虫(钩虫)

Jonathan P. Moorman

临床表现

最初可表现为瘙痒以及幼虫穿入皮肤的部位出现丘疹或疱疹。虽然轻症感染往往没有症状,但重症感染可出现腹痛、厌食、腹泻和体重下降。十二指肠钩口线虫感染引起的胃肠道症状比另一种感染人类的钩虫(美洲板口线虫)引起的症状更为常见。钩虫感染最明显的后果是胃肠道出血引起的缺铁性贫血。这种钩虫导致的失血量平均为 0.2ml/ 天。寄生虫的数量和每日饮食中铁的摄入量决定贫血的严重程度。病人可能会有面色苍白、精神萎靡、呼吸困难、心悸、心脏扩大和发育迟缓。钩虫感染的其他表现还包括低白蛋白血症、外周血嗜酸性粒细胞增多和大便隐血阳性。

病原体

十二指肠钩口线虫是引起人群广泛感染的两种钩虫中的一种。人接触了被感染性幼虫污染的土壤后感染钩虫。随后幼虫穿过皮肤或肠道进入血液循环到达肺部。在肺部,幼虫穿过肺泡壁,向上进入气管再被病人咽下到达小肠。幼虫附着在十二指肠或空肠黏膜,发育为成虫。成虫产出成千上万枚虫卵,随粪便排出,然后在土壤中完成发育。在适宜的条件下,幼虫被孵出并蜕皮,对人类有感染性。这个过程一般需要 5～10 天,在此期间虫卵和幼虫对人类无感染性。

流行病学

病原体来源　钩虫主要出现在热带和亚热带地区，十二指肠钩口线虫主要出现在欧洲南部、非洲北部、亚洲北部以及部分南美洲地区。这些地区为钩虫卵的发育提供了适宜的环境。在被人类粪便污染的土壤中可以找到感染性幼虫。大部分感染与直接接触这种土壤(一般是通过裸露的双脚接触)有关。被十二指肠钩口线虫幼虫污染的食品成为感染来源是罕见的。尽管到目前为止还没有在母乳中找到幼虫，但是也要考虑到十二指肠钩口线虫经母乳传播的可能性。

高危人群　在地方性流行区，直接接触被粪便污染土壤的个体感染钩虫的风险很高。喜欢光脚玩泥巴的儿童感染的风险也会增大。然而，由于有效的传染需要幼虫在土壤中发育，故钩虫感染不会在人与人之间发生直接传播。因此，儿童机构或幼儿园不会增加儿童感染的风险。

传播途径　皮肤接触含有感染性幼虫的土壤可发生传播。被幼虫污染的食品也可导致十二指肠钩口线虫传播，但较为少见。

潜伏期　据报道，从十二指肠钩口线虫进入人体到粪便中出现虫卵需要43～105天。潜伏期延长反映了幼虫感染人体后在人体内出现发育中断。还观察到从发生感染到出现症状的时间有相当大的变化。病人可在急性钩虫感染后20～38天出现胃肠道症状。

诊断

确定粪便中具有特征性的钩虫虫卵就可以做出诊断。十二指肠钩口线虫的虫卵与美洲板口线虫的虫卵无法鉴别。虽然在中重度感染病人中，一般可以用显微镜直接镜检粪便涂片，但是对于轻度感染病人，可能还需要粪便浮集技术才能找到虫卵，既可以用硫酸锌浮集技术，也可以用甲醛乙醚技术。由于粪便标本中幼虫或成虫罕见，故可以使用 Harada-Mori 粪便培养法使幼虫能在粪便标本中生长，但这种方法很少用于诊断。

治疗

在钩虫病呈地方性流行和再次感染常见的国家，轻症感染病人往往未接受治疗。在这些国家，一般可用甲苯咪唑、阿苯达唑或噻嘧啶来治疗钩虫感染病人。尽管推荐使用噻嘧啶和阿苯达唑，但是美国食品药品管理局认为这两种药物治疗该病为研究性。病人对这些药物耐受良好，但是对 2 岁以下儿童使用这些药物的经验有限。决定对这一年龄组儿童进行治疗时应该考虑个体因素，并根据潜在风险和治疗的好处再做决定。在治疗后 1～2 周要重复进行粪便检查。如果钩虫感染一直存在，就应该考虑再次治疗。

对于严重贫血的病人，除了使用驱虫药物之外，还要给病人提供铁剂。

传染期

如不进行治疗，钩虫的感染会持续多年，但随着时间的推移产卵会减少。

感染控制

疫苗　尽管有数种疫苗正在研究中，但目前还没有可用的疫苗。

禁止入园　感染钩虫的儿童不需隔离。由于钩虫病不会发生人与人之间的传播，随粪便排出的虫卵也没有感染性，因此感染钩虫的患儿不需要被禁止入园。

对其他儿童的建议　除非暴露于含有感染性幼虫的土壤，否则其他儿童没有感染钩虫的风险。与许多其他肠道病原体的情况不同，如儿童不小心摄入被钩虫虫卵污染的粪便物，则不会获得感染。因此，当幼儿园中出现一名钩虫病患儿时，则不需对其他儿童采取额外的预防措施来预防疾病传播。

对工作人员的建议　应该指导工作人员坚持一些方法(包括良好的洗手习惯和对粪便污染物的适宜处置)来减少病原体的粪-口途径传播。在某些国家的某些地区，土壤可能被粪便污染，故不应让幼儿园儿童光脚乱走或玩泥巴。

对父母的建议　应该告诉父母钩虫病在人与人之间的传播风险微乎其微。如果幼儿园的人员在当地感染了钩虫，就需与全体父母一起审查粪便卫生处理的必要性和通过污染的土壤传播疾病的可能性。

(陈　浩 译　周祖木 校)

第15章

蛔　　虫

Jonathan P. Moorman

临床表现

绝大部分蛔虫感染者没有症状，疾病的临床表现与感染的程度成正比。在感染蛔虫的初始阶段，幼虫穿入肺部。感染者可能没有症状，或者出现从轻度的一过性咳嗽到严重肺炎的各种症状。在重症感染者中，肺炎可能会伴有短暂发热、嗜酸性粒细胞升高和肺部浸润。虽然幼虫进入小肠并发育为成虫，但蛔虫病一般没有症状。从直肠、口腔或鼻孔自发地排出虫体可能是感染的最早表现。某些蛔虫感染者会诉说腹部不适，有小数病人会出现由成虫导致的肠梗阻。成虫的游走偶尔会与肠穿孔或胆道梗阻有关。慢性蛔虫病可能会导致营养不良和学习成绩下降。

病原体

蛔虫是寄生在人体内最大的肠道线虫。通过摄入含有感染性幼虫的虫卵而获得感染。摄入虫卵后，幼虫被孵出，穿过肠壁，沿着小静脉或淋巴管，经过肝脏和心脏移行到肺。然后穿过肺泡壁进入上呼吸道，再进入食管到达小肠，并在小肠中发育为成虫。雌性成虫每天在粪便中排卵 200 000 个。在适宜的环境条件下，这些虫卵在 5～10 天内发育成感染阶段的幼虫。

未受精的虫卵或没有胚胎发育的虫卵没有感染性。

流行病学

病原体来源 尽管蛔虫呈世界性分布，但是在社会经济水平低的地区流行最为严重。卫生设施不足以及采用人粪作为肥料，使得土壤中保有感染性虫卵而导致蛔虫病的流行。直接摄入土壤（在某些儿童中发生过）或间接通过污染的手或食品，都会导致感染的传播。

高危人群 主要通过广泛接触土壤，并经未清洗的双手和食品直接或间接地摄入土壤而感染，故学龄前儿童和年幼学龄儿童有感染蛔虫病的风险。在地方性流行区，这可反映出蛔虫病年龄分布的情况，在2～3岁年龄组，蛔虫病的感染率急剧上升。

传播途径 通过摄入含有感染性幼虫的蛔虫卵而发生传播。由于随人粪排出的虫卵需要数天到数周成熟后才具有感染性，因此不会出现人与人之间的传播。

潜伏期 从获得感染到发育为能产卵的成虫需8～12周。在感染后5～14天，幼虫穿过肺组织，此时感染者会出现肺部症状。

诊断

在感染早期幼虫还没有发育为成虫时，偶尔可在痰液或胃灌洗液中发现幼虫而做出诊断。一旦发现成虫，就可通过在粪便标本中找到蛔虫卵而易于做出诊断。偶尔从感染者的口腔或直肠中排出虫体，据此也可直接做出诊断。在肺部综合征患者中，可出现嗜酸性粒细胞增多。

治疗

目前治疗蛔虫病有数种相对无毒性的药物。甲苯咪唑、伊维菌素和阿苯达唑都是有效的治疗药物，但是对治疗这种寄生虫还被认为是研究性。上述药物在2岁以下儿童均未得到广泛使用。因此，决定对这一年龄组儿童进行治疗时，应考虑个体具体情况。一旦蛔虫造成肠梗阻，枸橼酸哌嗪可能有很好的疗效。这种药物可麻痹成虫，然后通过肠蠕动将虫体排出。

传染期

在未治疗的个体，蛔虫成虫可以存活12～18个月。病人可无症状，但可排放虫卵达数年。

感染控制

疫苗　目前还没有疫苗可用。

禁止入园　由于蛔虫病患儿没有直接将感染传给其他儿童的风险，因此没有必要被禁止入园。

对其他儿童的建议　蛔虫病患儿排出的粪便对其他儿童没有直接的传染性。因此幼儿园中的其他儿童，只有摄入的土壤含有已发育为感染性幼虫的虫卵，才有被感染的风险。为预防多种肠道寄生虫的潜在传播，应避免儿童食用泥土，强调洗手等良好的卫生习惯。

对工作人员的建议　应该强调通过保持良好的卫生习惯和正确处理所有粪便来预防疾病的传播。应该要特别提醒工作人员，避免手、食品和用具意外被可能含有感染性虫卵的土壤所污染。

对父母的建议 应该与父母讨论疾病传播的方式，包括不能在人与人之间发生的传播。还应该强调对孩子有预防食土癖和保持良好卫生习惯的必要性。

（陈　浩 译　周祖木 校）

第16章

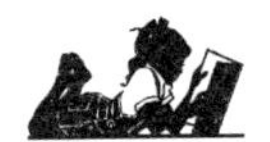

空肠弯曲菌

Marian G. Michaels

临床表现

空肠弯曲菌是引起儿童和成人胃肠道感染的主要致病菌。该菌引起的肠道感染症状与其他致病菌相似。通常感染者有急性腹泻或不同程度的腹部不适等症状。可出现发热等前驱症状，全身不适、头痛或恶心往往发生在腹泻之前或伴随腹泻出现。空肠弯曲菌肠炎比志贺菌或沙门菌感染更容易出现便血，而呕吐则较为少见。

通常情况下空肠弯曲菌病具有自限性，一般持续不到一周。然而，在临床症状消失后，患者仍能持续排菌2～3周，甚至可达7周。对幼儿园中这种长期排菌病例，有必要使用抗菌治疗。

尽管空肠弯曲菌病的并发症不常见，但偶尔出现的迁延性或复发性疾病往往与炎症性肠道疾病相混淆。此外，偶尔也有菌血症、感染后关节炎、Reiter综合征、吉兰-巴雷综合征、心肌炎、巨结肠、胆囊炎和脑膜炎等并发症的报道。

病原体

弯曲菌是微需氧、有动力、螺旋状的革兰阴性杆菌。该菌有几个不同的种属，引发肠炎的最常见细菌是空肠弯曲菌。此外，乌普拉萨弯曲菌（*C.upsaliensis*）曾引起布鲁塞尔日托机构的腹泻暴发。空肠弯曲菌感染还能引起未成熟儿和其他免疫功能缺陷者的全身性疾病。

流行病学

空肠弯曲菌呈全球性分布。该菌是儿童腹泻的最主要致病菌，比志贺菌更为常见，在美国仅次于导致食源性腹泻的沙门菌。在温带国家，空肠弯曲菌感染可全年发生，夏季和秋初高发。由于对大部分患者，甚至腹泻患者未进行粪便培养，因此社区中的空肠弯曲菌真实流行率难以确定。在能获得粪便培养数据的发展中国家，腹泻病人的空肠弯曲菌分离率为4%～45%。在美国，无症状人群的粪便中空肠弯曲菌并不常见。

病原体来源 动物和鸟类是弯曲菌常见的传染源。在候鸟和家禽的粪便中，弯曲菌的检出率高。同样，该菌可作为牛、猪、狗和猫的胃肠道共生菌。市场上销售的鸡肉，与羊肉、牛肉和猪肉一样，往往也被弯曲菌污染。地表水中也曾检出弯曲菌。此外，空肠弯曲菌还可感染家养宠物，导致这些动物（尤其是幼年动物）腹泻。另一个导致空肠弯曲肠炎暴发的原因是饮用未经巴氏消毒的牛奶或饮用未消毒处理的水。

高危人群 幼儿园的儿童如未经如厕训练，则容易传播弯曲菌，其传播方式与其他感染性腹泻疾病类似。饮用未经巴氏消毒的牛奶、饮用未消毒处理的水或食用未煮熟的肉类，都可导致儿童感染弯曲菌的风险增加。新近饲养患有腹泻的小狗或小猫的人们，感染弯曲菌风险也会增加。另外，到发展中国家旅行的人感染弯曲菌的风险也会增加。

传播途径 摄入或接触污染的食物或水以及粪口传播是弯曲菌的主要传播途径。小孩坐在装有肉类或禽类的超市手推车儿童座椅上，也可能被感染；直接接触感染动物或鸟类的粪便也是一种传播途径。有报道在分娩时新生儿通过母婴传播方式感染细菌。

潜伏期　该病潜伏期一般为1～7天，发病时间也不尽相同，取决于侵入机体的细菌数量，大部分患者在感染后2～4天发病。

诊断

可以对粪便特殊染色后直接镜检或通过细菌培养在粪便中分离到空肠弯曲菌而做出诊断。细菌分离培养需要特殊技术，包括需使用含抗生素的血培养基或细菌过滤系统，在42℃、含5% O_2、10% CO_2和85% N_2的环境中培养。标本必须马上接种，如果预计超过2小时才能接种，则需保存在需氧浓度为5℃的Cary-Blair运送培养基中。

治疗

空肠弯曲菌肠炎是一种自限性疾病，通常只需要口服补液进行对症治疗。由于抗生素治疗无法明显改变疾病病程，其治疗意义还存在争议。然而，许多研究表明，虽然仍有症状，但在抗生素治疗后72小时内病人已不再排菌。因此，未对儿童进行如厕训练的幼儿园，应谨慎使用抗生素治疗。

大环内酯类是治疗空肠弯曲菌病的首选药物，红霉素仍为首选药物，克拉霉素和阿奇霉素可作为备选药物。全身性感染通常需要住院治疗和注射抗生素。体外实验表明，空肠弯曲菌对青霉素和头孢菌素具有耐药性，但对其他多种抗生素敏感，包括大环内酯类（如上所述，这些药物是患者口服抗生素的首选药物）、硝基呋喃、氨基糖苷类、氯霉素、克林霉素、喹诺酮类和四环素。一般来说，对儿童禁用最后两类抗生素。此外，对氟喹诺酮和四环素耐药的报道越来越多。

传染期

在抗生素开始治疗后2～3天，儿童仍有传染性。未经治疗的儿童随粪便排菌可达5～7周。无胃肠道症状的成人很少传播空肠弯曲菌。

感染控制

疫苗　目前尚无疫苗可用。

禁止入园　开始使用抗生素后2天或直到患儿症状消失，两者中选择一个较短的时期作为隔离期。

对其他儿童的建议　保持良好的卫生习惯。

对工作人员的建议　在给儿童换尿布之后或制备食物之前注意洗手，玩具和厨房台面要经常清洁，尤其是腹泻儿童使用过的物品和地方。

对父母的建议　父母要加强对孩子的如厕训练，养成良好的卫生习惯。如果儿童没有症状，不必进行粪便培养，父母不必过于担心。

（王黎荔 译　陈　浩 校）

第17章

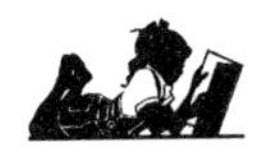

念珠菌属(鹅口疮，尿布性皮炎)

Charles M. Ginsburg

临床特征

皮肤和黏膜是各种念珠菌感染的最常见部位。在大多数情况下，感染为浅表性，呈急性表现。然而，对新生儿和所有年龄组的免疫缺陷患者，病原体可能呈侵袭性，能导致弥散性疾病或慢性疾病。

口腔念珠菌病(鹅口疮)是念珠菌引起的最常见感染，为舌和口腔黏膜的急性炎症，表现为黏膜上白色或灰白色的局灶性或播散性斑疹。发生严重疾病时，局部损害可扩展到口角(口角糜烂)，可发生裂隙和破裂。斑疹紧紧地黏附在黏膜，如果用力将其拉开会引起出血，导致黏膜易破的糜烂。

尿布部位以及腋窝、腹股沟和臀间褶皱等易擦烂部位是念珠菌侵入皮肤的最常见部位。不管累及哪个部位，其临床表现仍相似；受累的皮肤呈火红状，并且由于感染的持续时间不同，皮损可从略呈隆起的红色丘疹到边缘呈红色隆起的离散型溃烂。

在原发病灶周围，通常可见离散的卫星状斑疹或丘疹。念珠菌也感染手和脚指甲的周围皮肤，尤其是吸吮大拇指或其他手指的婴幼儿。甲沟炎的皮损与其他部位的皮损相似；但其皮损的水肿通常比光滑皮肤上的皮损更为明显，且往往由于葡萄球菌引起继发性感染，导致皮损处流出脓液。

病原体

虽然有多种念珠菌,但只有一种念珠菌即白色念珠菌会引起正常宿主的大部分感染。

流行病学

病原体来源　念珠菌在环境中无处不在,主要通过人与人之间的传播所致。消化道、阴道、还有少见的皮肤,都是病原体的主要寄生部位。

高危人群　新生儿、免疫缺陷患者和慢性内分泌疾病(如糖尿病)患者,都是念珠菌感染的易感人群。在正常宿主,病原体有侵入受损皮肤或黏膜或侵入那些因过度潮湿而浸渍的皮肤部位的倾向。

传播途径　念珠菌的传播途径取决于患者年龄。新生儿通常在分娩期间获得定殖于母亲阴道中的病原体。相反,婴儿和年长儿童从其母亲的皮肤和手或从未消毒的奶头和奶瓶获得病原体。此外,在黏膜和表皮屏障受损的情况下,儿童可从感染者获得病原体。

潜伏期　念珠菌感染的潜伏期尚不清楚。

诊断

大多数表皮念珠菌感染可根据临床表现做出初步诊断。在诊断不明确时,可获取感染皮损表面的皮肤刮片作显微镜检查和用沙保(sabouraud)琼脂培养基进行培养,做出确诊。从皮肤刮片获得的物质可用荧光增白剂(Calcofluor)和氢氧化钾染色,然后在显微镜下观察。虽然可以观察到圆形薄壁管胞,但并不提示侵入组织；结节状菌丝体通常只是与侵入组织相关的形式。

治疗

对口腔或表皮念珠菌感染，可用制霉菌素混悬剂，如果病变波及面大，可用口服唑类抗真菌药。治疗皮肤疾病的其他重要的辅助措施包括保持患处干燥，严重发炎的皮肤损害患者可使用皮质类固醇乳膏（corticosteroid cream）治疗，应提醒照料者要经常给婴儿更换尿布，用肥皂和水清洗皮肤，避免使用闭合的裤子、玉米淀粉和婴儿爽身粉。

传染期

在有活动性损害期间有传染性。

感染控制

疫苗 尚无疫苗可用。

禁止入园 因为大多数念珠菌病患儿没有全身症状，其日常生活活动不应受到影响，故可以不受限制地到幼儿园上学。

对其他儿童的建议 如果幼儿园的成人工作人员能严格遵循卫生措施，感染的患者得到有效治疗，则对幼儿园的其他儿童风险很低。

对工作人员的建议 幼儿园的正常工作人员如果采用仔细的洗手技术，则获得病原体感染的风险很低。洗手技术对照料口腔或皮肤念珠菌感染患儿的人员尤其重要。在幼儿园工作的免疫缺陷个体应避免直接接触感染患儿，但可以与未感染的儿童一起工作，因为病原体通过气溶胶传播的危险性较低。

对父母的建议 虽然该病原体普遍存在，但对正常个体的致病性很低。如幼儿园发生念珠菌感染病例，可不必告知正常儿童的家长，但要告知免疫缺陷儿童的家长，以便家长可咨询医生，以获得对孩子处理的建议。

（周祖木 译　陈　浩 校）

第18章

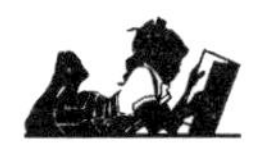

衣原体

Margaret R. Hammerschlag

临床表现

沙眼衣原体：婴儿沙眼衣原体感染的主要临床特征是结膜炎和肺炎。结膜炎可单侧或两侧出现。临床特征非常多样，从轻型的结膜感染和流出分泌物，到伴结膜水肿、伪膜形成和大量黏液脓性分泌物的严重炎症。结膜可能非常脆弱，当用拭子擦拭时可发生出血。

沙眼衣原体肺炎临床表现的特征非常明显。发病呈渐进性，可伴有鼻炎和咳嗽。婴儿通常不发热。身体检查显示呼吸急促，有啰音。哮鸣非常少见。胸部 X 光检查显示肺部过度扩张和有不同程度的浸润。实验室检查发现有周围嗜酸性粒细胞增多症（$>400/mm^3$）。

衣原体肺炎：这种衣原体是非典型肺炎的常见原因，该病与支原体肺炎的临床表现非常相似。临床特征包括鼻炎、发热，表现为咳嗽、咽喉痛、胸膜炎性胸痛，也可出现胸部积液。肺炎衣原体与中耳炎和哮喘加重也有关系。

病原体

沙眼衣原体：为专性细胞内寄生的细菌。该属的所有成员有一个独特的发育周期，整个发育周期需 48～72 小时，有严格的传染和繁殖方式（原体和网状体）。该病原体形成的特征性胞质内包涵体可用姬姆萨（Giemsa）染色、碘或特异性荧光素结合的经组织培养的单克隆抗体进行检测。McCoy 细胞（小鼠成纤维细胞系）或 HeLa 229 细胞是临床实验室经常用于沙眼衣原体培养的细胞系。

肺炎衣原体：肺炎衣原体与该属的其他成员一样，具有相同的脂多糖抗原，也可形成包涵体，但与沙眼衣原体的包涵体不同，用碘不能染色。用于分离肺炎衣原体的细胞系是 Hep-2 或 HL 细胞。

流行病学

病原体来源

沙眼衣原体：在青少年和成人，沙眼衣原体主要通过性接触传播。成人生殖道就是主要的寄生部位。在许多成人，尤其是妇女，感染通常是无症状的，如不治疗可持续多年。新生儿在母亲分娩期间从生殖道获得感染。

肺炎衣原体：该衣原体被认为是主要的人类呼吸道病原体。上呼吸道是主要的寄生部位。初步的临床数据提示，肺炎衣原体可导致长期的呼吸道无症状感染。成人和儿童发生的无症状鼻咽感染率为 2%～5%，但该病原体在传播感染中的作用尚不清楚。

高危人群

沙眼衣原体：由于感染是在分娩期间从感染的母亲获得，故危险因素就是母亲感染的因素，如年龄小、早期性行为和多个性伴等。在美国，定期产前筛查和对孕妇进行治疗已导致婴儿围生期沙眼衣原体感染明显减少。

肺炎衣原体：不详。

传播途径

沙眼衣原体：垂直传播是指在分娩期间通过感染的产道从

感染的母亲传给婴儿。如果没有破膜而采取剖宫产进行分娩，则不太可能发生传播。尚无证据显示，在产后发生任何形式的水平传播。

肺炎衣原体：据报告，该衣原体可通过气溶胶飞沫或呼吸道分泌物导致人与人的传播。在军营和养老院等机构曾发生暴发。家庭内传播也有报告。

潜伏期

沙眼衣原体：结膜炎为在出生后5～14天发病；肺炎为出生后14天～2个月发病。

肺炎衣原体：不详。一些初步资料提示为3～4天。

诊断

沙眼衣原体：结膜炎——从结膜培养物中分离出病原体或用直接荧光抗体方法、酶免疫法或核酸扩增试验在结膜涂片或分泌物中检出衣原体抗原可以确诊；

肺炎——从拭子获得的鼻咽分泌物或鼻咽抽提物中分离出病原体，或用上述的抗原检测法或核酸扩增方法检测阳性可以确诊。血清学方法用处不大。

肺炎衣原体 仅有少数实验室可开展肺炎衣原体培养。还没有商用的美国食品药品管理局批准的血清学试验或核酸扩增试验。血清学检查对儿童的诊断价值有限。

治疗

沙眼衣原体：结膜炎——口服红霉素治疗（不必再加用局部疗法）。

肺炎——口服红霉素治疗。阿奇霉素似乎与红霉素同样有效，但相关资料有限。

肺炎衣原体：口服红霉素治疗。其他药物包括克拉霉素和阿奇霉素。

传染期

沙眼衣原体：不适用，因为水平传播似乎不会发生。

肺炎衣原体：不详。

感染控制

疫苗 沙眼衣原体：尚无疫苗可用。

肺炎衣原体：尚无疫苗可用。

禁止入园 沙眼衣原体：不必居家隔离，因为水平传播（儿童-儿童传播）的可能性很低。

肺炎衣原体：在症状消失和有效治疗前，要居家隔离。

对其他儿童的建议 沙眼衣原体：无。

肺炎衣原体：如果感染者有症状，应到医院就诊。

对工作人员的建议 沙眼衣原体：无。

肺炎衣原体：如果感染者有症状，应到医院就诊。

对父母的建议 沙眼衣原体：对其他儿童的父母无建议。患儿的父母应获得诊治方面的建议。

肺炎衣原体：应该告知父母，这种感染可以发展为肺炎。对患儿应密切观察，如有症状，应到医院就诊。

（周祖木 译 陈 浩 校）

第19章

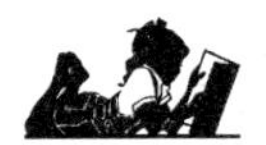

冠状病毒（普通感冒）

Ronald B. Turner

临床表现

冠状病毒感染引起的临床疾病谱变化多端。这些病毒与鼻病毒相似，主要引起普通感冒样临床综合征。一些志愿者感染冠状病毒后有轻微的胃肠道症状。

研究表明，冠状病毒感染可引起肠胃炎，但还没有得到完全证实。据报道，新生儿冠状病毒感染与坏死性小肠结肠炎相关。

病原体

冠状病毒是 RNA 病毒，与其他人类病毒病原体相关性不大。229E、OC43、NL63 和 HKU1 是 4 种已确认的人类冠状病毒。SARS 是一种人兽共患的冠状病毒，可导致人类感染。在这些主要病毒群中不同病毒株抗原之间的相互关系错综复杂，且知之甚少。对人类接种 229E 株的实验表明，再次感染 229E 株相同病毒株可产生牢固的免疫，但对其他病毒株无保护作用。

流行病学

病原体来源　人类冠状病毒株感染仅限于人类，还没有发现动物或无生命的感染宿主。SARS 冠状病毒来自动物。

高危人群　人群不是感染的高危对象。一旦感染，新生儿发生严重疾病的风险较高。感染的易感因素不详。

传播途径　现有有限的数据表明，冠状病毒可通过小颗粒气溶胶传播，但还需要进一步研究加以确认。

潜伏期　冠状病毒感冒的潜伏期是48～72个小时。

诊断

对冠状病毒感染的常规诊断，还没有可靠的方法。在研究场合，血清学检测和聚合酶链反应可用于诊断这些感染。

治疗

对冠状病毒感染还无特异的有效治疗方法。

传染期

传染期尚不清楚。

感染控制

疫苗　尚无疫苗可用。

禁止入园　对于感染冠状病毒的儿童，不必禁止入园。

对其他儿童的建议　没有特别的预防措施。

对工作人员的建议　没有特别的预防措施。

对父母的建议　冠状病毒感冒一般为轻度上呼吸道疾病，一般不需采取特别的预防措施。

(孙宝昌 译　陈　浩 校)

第20章

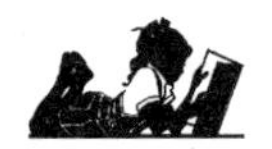

柯萨奇病毒A16（手、足、口综合征）

Ziad M. Shehab

临床表现

手、足、口综合征的临床特征是发热1～2天，随后出现黏膜疹，通常在颊黏膜、舌或牙龈等部位出现溃疡。出现黏膜疹后不久，手和（或）足部出现特征性疱疹，儿童皮疹比成人更为常见。此外，臀部有时也出现皮疹，但往往不出现疱疹。通常在一周内完全恢复。

病原体

手、足、口综合征通常由柯萨奇病毒A16引起。其他肠道病毒也可引起该综合征，特别是肠道病毒71型和柯萨奇病毒A5、A9、A10、B1和B3型。

流行病学

病原体来源　人类是肠道病毒的唯一自然宿主。

高危人群　由于幼儿免疫系统发育不全，对该病毒特别易感。家庭成员也是高危人群。

传播途径　病毒可通过粪-口途径或口-口途径传播。

潜伏期　通常为4～6天。

诊断

基于该病的典型病程和临床表现可做出诊断。通过咽拭子培养或RT-PCR检测可以确诊。

治疗

尚无特异性治疗方法。对症治疗，不需住院。

传染期

手、足、口综合征患者传染期较长，从开始出现黏膜疹到症状消失后数周内都有传染性。要注意的是，大多数感染者完全没有症状。

感染控制

疫苗 尚无疫苗可用。

禁止入园 手、足、口综合征患者的排毒时间长，且大多数感染无症状。因此，幼儿园不应拒绝儿童入园，因拒绝儿童入园对感染的传播几乎没有影响。

对其他儿童的建议 应强调基本的手卫生，加强洗手。

对工作人员的建议 应强调幼儿园所有儿童和工作人员应采取基本的卫生措施(如洗手)。

对父母的建议 告知父母，这是一种自限性的轻型疾病，且在大多数情况下，表现为无症状且没有严重后遗症，让其放心。

(孙宝昌 译 陈 浩 校)

第21章

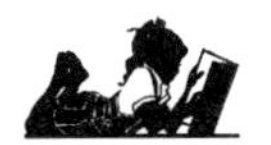

隐孢子虫

Barbara A. Jantausch　william J. Rodriguez

临床表现

隐孢子虫可引起免疫功能缺陷患者的严重腹泻，而对免疫功能正常的宿主是一种自限性疾病。隐孢子虫是一种全球常见的肠道致病菌，在发展中国家更为常见，也是美国幼儿园腹泻暴发的病因。

对免疫功能正常的患者，隐孢子虫可导致自限性疾病，表现为水样泻、无血便，有腹痛和体重减轻等症状，持续10～14天。也可出现呕吐和咳嗽等症状。此外，还可出现发热，特别是儿童。患者成为无症状携带者很罕见。免疫功能缺陷的患者可发生严重的迁延性大量腹泻，从而导致脱水和营养不良；他们也可发生播散性感染。

病原体

隐孢子虫，希腊语意为“隐孢子”，属于孢子虫纲，真球虫目的一种球虫。真球虫目还包括刚地弓形虫属、等孢子球虫属和疟原虫属。这种病原体类似于等孢子球虫，具有单宿主寄生的生命周期，在同一个宿主分别经过子孢子、滋养体、裂殖子和配子体等阶段。卵囊为感染性颗粒。已确定有17种隐孢子虫。微小隐孢子虫和鼠隐孢子虫与哺乳动物感染有关。

流行病学

病原体来源　在感染的人类和动物胃肠道中（如宠物动物园里的动物，以及爬行动物、鸟类和哺乳动物），以及在被污染的食物、水和污染物中可发现病原体。已发现由于城市供水和游泳池被污染而引起的社区暴发。

高危人群　免疫功能缺陷者；健康的男男同性恋；旅行者，尤其是到发展中国家旅行的人；动物管理人员；感染者的家庭接触者；住院患者；在幼儿园、学龄前机构和医院的儿童；以及暴露于感染者的儿童护理人员，都是隐孢子虫病的高危人群。

传播途径　通过粪-口途径、人-人途径，以及直接和间接地接触感染者粪便、被污染的食物、水和物体表面等传播。在换尿布区域婴儿将共用物品放入口中可能是病原体的来源。

潜伏期　潜伏期估计为2～14天，中位数为7天。

诊断

通过特殊的染色技术检出粪便中的隐孢子虫卵囊可做出诊断，这些特殊的染色技术包括改良Kinyoun抗酸染色和荧光素标记的单克隆抗体染色。检测粪便抗原的酶免疫法也可商业化使用。据报道，聚合酶链反应（PCR）检测寄生虫的灵敏度比光学显微镜更高。由于在检测中可能出现假阴性和假阳性，所以应经显微镜检查确认。至少采集3份粪便样本进行检查，标本不能在同一天采集。也可采取小肠活检标本进行光学显微镜和电镜检查来确定病原体。粪便检查极少有白细胞或血液。

治疗

对免疫功能正常者，该病为自限性疾病。硝唑尼特被批准用于治疗成人和12月龄及以上儿童的隐孢子虫腹泻。据报告，巴龙霉素可单独或联合阿奇霉素治疗隐孢子虫感染获得成功。抗蠕动药物治疗隐孢子虫腹泻没有效果，反而会加重腹部绞痛。

传染期

免疫功能正常的患者可从粪便排出卵囊2～5周，但大多数病例在症状消失后2周内可停止排出卵囊。免疫功能缺陷的患者通常会长期排出卵囊。

感染控制

疫苗 没有疫苗可用。

禁止入园 儿童在症状消失前应被禁止入园。症状消失后2周内，应避免娱乐性游泳或沐浴。

对其他儿童的建议 应该对腹泻患儿的粪便进行卵囊检查。应采取良好的洗手措施、正确处理粪便、集中处理有类似症状的儿童。

对工作人员的建议 工作人员应养成良好的洗手习惯，特别是便后和处理尿布后。病原体对氯制剂有抗药性。用氨溶液消毒环境可灭活卵囊。对有症状的工作人员应实施隔离，并对粪便的卵囊进行检查。在暴发期间不应接纳新的入园者，应该对症状类似的儿童实施隔离。

对家长的建议 父母应该监测孩子的腹泻症状。有症状的儿童应该被禁止入园，并到医院就诊，同时采集3份粪便标本以检测卵囊。

（张利华 译 潘会明 校）

第22章

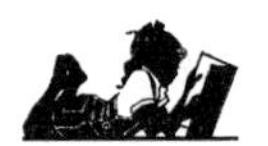

巨细胞病毒

Stuart P. Adler

临床表现

绝大多数在出生后感染巨细胞病毒的儿童没有症状。有时，特别是年长儿童和成人，巨细胞病毒会引起传染性单核细胞增多症，表现为咽痛、颈部淋巴结肿大、肝肿大、皮疹，血液中出现异型淋巴细胞等。然而，这种情况非常罕见，特别是在幼儿园和或学龄前机构的儿童。

病原体

巨细胞病毒只感染人类。巨细胞病毒是感染人类的最大和最复杂的病毒，只有一个血清型。

流行病学

病原体来源　巨细胞病毒可在人与人之间进行传播，几乎所有的人最终都会被感染。在拥挤和密切接触时更易发生感染。

高危人群　在人群中的每个人最终都会感染巨细胞病毒。在免疫功能缺陷的患者，感染可能更严重，持续时间更长。易感孕妇发生感染后，可导致胎儿感染。

传播途径　病毒传播的确切途径还不清楚，但一般认为密切接触（如换尿布、接吻、喂养、洗澡以及导致与感染性尿液或唾液接触的其他活动）是重要的传播途径。病毒可在物体表面和尿布上存活数小时。

潜伏期 该传染病的潜伏期约为1个月。

诊断

巨细胞病毒感染的诊断最好要根据尿液标本的培养结果。也可根据血清抗体阳转进行诊断，但需在感染前和感染后分别获得1份血清标本。

治疗

对免疫缺陷患者发生的巨细胞病毒感染，可考虑使用更昔洛韦（Ganciclovir）、缬更昔洛韦（Valaganciclovir）、膦甲酸钠（Foscornet）、西多福韦（Cidofiver）和福米韦生（Fomivirsen）来治疗。不建议对正常儿童的巨细胞病毒感染进行治疗。

传染期

大多数感染巨细胞病毒的儿童排出病毒可持续数月，传染期可达6个月至2年。成人排毒时间较短，一般少于6个月。

感染控制

疫苗 尚无疫苗可用。

禁止入园 排出巨细胞病毒的儿童不应被禁止入园。

对其他儿童的建议 由于许多儿童会自然感染这种病毒，因此不需对幼儿园儿童之间的巨细胞病毒传播进行预防。

对工作人员的建议　对怀孕的工作人员应该假设所有儿童都在排毒。如果可能的话，孕妇在怀孕前至少6个月进行检测以确定是否有巨细胞病毒的IgG抗体（免疫力），如果有这种抗体，则其分娩的儿童不会受这种病毒感染。如果孕妇缺乏这种免疫力（血清学检测阴性）并且怀孕或试图怀孕，建议将其分配到2岁以上儿童的班级工作。如果需要与2岁以下儿童接触，建议避免接触尿液和唾液，避免亲密接触（如接吻、拥抱等）。必须采取标准预防措施，包括仔细洗手和使用手套。

对父母的建议　对与幼儿园2岁以下儿童在一起的孕妇，应假设其儿童有排毒，因此应采取仔细洗手、严格处理分泌物和排泄物等措施。虽然对有些妇女可能要通过确定是否对巨细胞病毒有免疫力或者易感来评估其风险，但并不推荐对孕妇血清作常规巨细胞病毒IgG抗体检测。

对血清学阴性孕妇应采取以下措施，以减少巨细胞病毒感染的风险：

1. 假设你照料的3岁以下儿童的尿液和唾液中有巨细胞病毒。

2. 在完成下列工作后应该用肥皂和温水充分洗手：

- 换尿布和处理孩子的脏衣服
- 给孩子喂食或洗澡
- 给孩子擦鼻涕或口水
- 处理儿童的玩具、奶嘴或牙刷。

3. 不要做以下事情：

- 共用杯子、盘子、餐具、牙刷或共享食品
- 用嘴亲吻孩子
- 与孩子共用毛巾或浴巾
- 与孩子同睡一张床。

（张利华 译　潘会明 校）

第23章

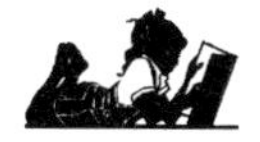

白 喉

Joel Klein

临床特征

白喉可分为鼻白喉、扁桃体咽白喉、咽气管支气管白喉和皮肤白喉。白喉毒素可对心肌、神经系统和肾脏产生严重危害，并可导致威胁生命的并发症。

扁桃体咽白喉是最常见的一种类型，表现为发热、严重咽喉疼痛、全身中毒症状，并有黄色和白色分泌物覆盖于咽部、扁桃体和悬雍垂。这些分泌物逐渐形成伪膜，并且向四周扩展。

在咽气管支气管白喉病例，分泌物累及咽部，产生危及生命的气道梗阻。

鼻白喉为轻型疾病，往往没有中毒性表现，年幼儿童易于发病。

皮肤或黏膜白喉常见于温暖的气候，表现为浅表性溃疡，上面有伪膜覆盖。

病原体

病原体为白喉棒状杆菌，革兰阳性，不形成芽胞，呈细长杆状，排列呈分枝状，革兰染色有时呈栅栏状。白喉棒状杆菌可分为重型、轻型和中间型。在溶原性噬菌体诱导下，这些细菌能产生有毒力的毒素。

流行病学

病原体来源 感染仅限于人类。感染者以及携带者通过呼吸的飞沫传播细菌。携带者通常是感染者的接触者。

高危人群 人群聚集可促进病原体的传播。未免疫接种或者未全程免疫接种的个体对该病尤其易感，但已免疫接种者并不能提供100%的保护。

传播途径 经由鼻和口腔分泌物或接触受染的皮肤，通过密切接触传播病原体。

潜伏期 白喉潜伏期通常为2～6天。

诊断

从感染部位获得的培养物中分离出病原体，就可以做出诊断。分离病原体需要使用特殊的转运和生长培养基。如怀疑白喉棒状杆菌，应告知实验室。发现病原体的分离物应在州和地方当局建议的实验室作毒力检测。

治疗

治疗主要是早期使用白喉抗毒素以中和循环的白喉毒素。抗毒素由马血清制备而成。在使用抗毒素治疗前需进行过敏试验。抗毒素仅作为研究性药物，可从美国疾病预防控制中心获得。抗生素治疗非常重要，因为抗生素可缩短传染期。红霉素可作为首选药物。青霉素也是有效的。

大多数感染的儿童需要住院治疗，以便采取多种支持性措施和监测生命功能。心功能损害和神经麻痹，尤其是脑神经损害，可能会成为严重的治疗问题。

传染期

如果不治疗，患者的传染期通常可达 2 周，但有时携带病原体可持续数月。治疗 4 天后通常可消除病原体。在完成治疗后 24 小时，所采集的标本经细菌培养连续 2 次阴性，间隔 24 小时，可判定为病原体消除。

感染控制

疫苗　所有到幼儿园上学的儿童必须全程接种白喉疫苗。所有以前已接种疫苗的个体，如暴露于白喉患儿，且最后一次接种类毒素后已有 5 年或以上，应加强接种白喉类毒素疫苗。

禁止入园　患儿在开始使用抗生素疗法前，应被禁止入园至少 1 周。应该在培养阴性后，才可以将小孩送到幼儿园。

对其他儿童的建议　在免疫接种率高的人群中，如幼儿园发生散发白喉病例，则非常罕见。虽然发生暴发的可能性很低，但在家长和保育人员中会产生恐慌。一旦发现暴发，应立即报告公共卫生当局。同时应召开一个会议，向所有关心该暴发的人员解释这个事件和回答相关问题。

必须对儿童、工作人员和指示病例的家庭成员进行细菌培养，并对他们进行临床监测 1 周。对已接种过疫苗但在近 5 年还没有加强的儿童，需要加强接种 1 剂白喉类毒素。必须注意对成人只能用成人剂型类毒素接种，可使用成人剂型破伤风类毒素 - 白喉类毒素（Td）接种，或如果以前未接种过，可接种成人剂型破伤风类毒素 - 白喉类毒素 - 无细胞百日咳疫苗（T dap）。对以前未被接种的儿童，也应进行免疫接种。

此外，指示病例的所有密切接触者应使用抗生素预防，可口服红霉素或肌内注射青霉素。阿奇霉素在体外对白喉棒状杆菌有良好效果，但对有临床症状者或携带者的效果还未进行评价。

对工作人员的建议 对工作人员应进行细菌培养，并对其临床监测 1 周。对未接种疫苗的工作人员应进行疫苗接种。在暴露前已有 5 年以上未接种的儿童应加强接种 1 剂白喉类毒素。对细菌培养阳性的个体或密切接触者，应使用抗生素预防，疗程为 1 周，可口服红霉素或肌注青霉素。阿奇霉素在体外对白喉棒状杆菌有良好效果，但对有临床症状者或携带者还未进行评价。

对父母的建议 如果幼儿园发生白喉，应立即告知所有儿童的家长。上述的书面建议应分发给所有家长，书面承诺书应返还给幼儿园或学龄前机构。

（周祖木 译 陈 浩 校）

第24章

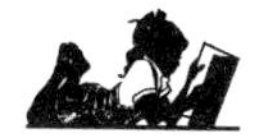

蛲　虫

Jonathan P. Moorman

临床表现

大多数蛲虫感染无症状。肛门瘙痒是蛲虫病的最常见症状，通常发生在夜间，可导致睡眠不安。症状可每6~8周复发一次，这与蛲虫的生命周期相关。蛲虫感染可导致外阴瘙痒，但较为少见。会阴部成虫的异常迁移可导致阴道炎、输卵管炎和腹膜炎，但较为罕见。虽然蛲虫病还可导致一些其他表现，如食欲不振、体重减轻、腹痛、遗尿和磨牙，但对照研究表明，这些症状与蛲虫感染之间无因果关系。

病原体

蛲虫（人蛲虫）是一种肠道线虫。人类通过摄取感染性虫卵获得蛲虫病。幼虫在肠道孵化后发育为成虫，寄生在盲肠和结肠周围。受孕的雌虫通常在夜间迁移到肛门，在肛周及会阴部皮肤排卵。雌虫排卵后死亡。在数小时内，排出的虫卵发育成熟，如果这些虫卵被摄入，就能传播感染。

流行病学

病原体来源　蛲虫病是最常见的人体蠕虫病，在全球都有发生。感染性虫卵可在人与人之间直接传播，或通过污染的物品间接传播。感染性虫卵对消毒剂有一定抵抗力，在适宜的环境条件下，可以存活13天。

高危人群　由于儿童不讲究卫生，所以比成人更容易摄入蛲虫卵并获得感染。因此，几乎在所有儿童群体机构可以发现蛲虫病。这些机构包括大家庭、学校、托幼机构和精神病院。在这些机构里，蛲虫感染往往普遍存在，可在儿童中持续传播和反复感染。因此，良好的个人卫生习惯可以减少感染蛲虫病的风险。如果一个群体很少洗澡和更换内衣，则感染的风险更大。

传播途径　通过摄入蛲虫虫卵发生传播，而病原体的传播则通过病人的手，特别是指甲。如果患者自己搔痒，可将虫卵从肛门部位转移到口中，故蛲虫病患者可反复感染。与感染者密切接触的人可能会暴露于污染物品。蛲虫虫卵也可通过接触污染的衣服、床单或摄入室内尘土中的虫卵而发生传播。

潜伏期　从获得感染到雌性成虫排卵的时间尚未完全确定，估计为2周～2个月。

诊断

通过检查排在肛周的虫卵做出诊断。最好在早晨排便之前或在洗澡之前用透明胶带黏在肛周取样。将胶带固定于载玻片以检查蛲虫虫卵。检查可能需要重复一次或多次以排除蛲虫病，三次检测可发现90%的蛲虫感染。特征性虫卵可在粪便样本中发现，或者夜间在肛周可观察到雌虫，但较为少见。蛲虫感染不会出现嗜酸性粒细胞增多。

治疗

有几种有效的、相对安全的药物可以用于治疗蛲虫病。甲苯咪唑和双羟萘酸噻嘧啶是推荐的治疗药物。阿苯达唑也是有效的治疗药物，但还被认为是研究性药物。建议在2周内重复使用这些药物来消除任何残余的成虫。大多数专家建议对受感染儿童家庭中的所有人进行治疗，而有些专家则建议只对有症状者或已知被感染者进行治疗。对2岁以下儿童使用这些药物的资料有限。因此，对治疗的风险和利益应谨慎考虑，应根据个体情况来决定对该年龄组儿童的治疗。

传染期

一旦人体内有雄性和雌性蛲虫成虫寄生时，就能传播蛲虫。虽然雌性成虫产卵后死亡，但由于有持续存在的成虫来源，故宿主反复感染很常见。

感染控制

疫苗 尚无疫苗可用。

禁止入园 一旦被诊断为蛲虫病，就应该用推荐的其中一种治疗方案来治疗患儿。儿童不需隔离，经过适当治疗后，可到幼儿园上学。

对其他儿童的建议 如果蛲虫病发生流行，特别是在儿童群体中流行时，则其他儿童很可能也会被感染。家长和托幼机构工作人员观察到任何儿童有肛门瘙痒时，应检查蛲虫，如果有蛲虫感染，应进行适当的治疗。

对工作人员的建议 工作人员应该知道蛲虫的传播方式以及他们被儿童感染的可能性。应该强调儿童和工作人员的良好卫生习惯，以及洗手、床上用品和玩具的清洗。然而，尽管有可能，但在幼儿园开展全面预防工作的可能性不大，这一点也应该被了解。

对父母的建议　父母应该知道蛲虫病是普遍存在的，在托幼机构儿童中发生该病往往是不可避免的。父母应该接受有关蛲虫病的传播方式、临床表现、诊断方法和治疗方案等方面的教育。最后，应该消除他们的顾虑，其孩子或其他入托儿童被诊断为蛲虫病不一定表明卫生条件差。

（张利华 译　潘会明 校）

第25章

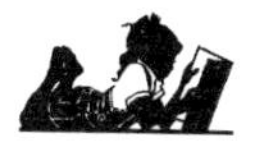

肠道病毒

Ziad M. Shehab

临床表现

肠道病毒和副肠孤病毒（parechovirus）感染分布广泛，肠道病毒感染包括脊髓灰质炎病毒、柯萨奇病毒、埃可病毒以及其他肠道病毒的感染。肠道病毒可分为脊髓灰质炎肠道病毒和非脊髓灰质炎肠道病毒。

90%～95% 的人感染脊髓灰质炎病毒后并无症状，但也有一些患者出现不适；有时会出现无菌性脑膜炎；感染脊髓灰质炎病毒后最严重的后果是发生麻痹性脊髓灰质炎。

大部分非脊髓灰质炎肠道病毒和副肠孤病毒感染者不出现症状。病毒感染的疾病谱从无症状到出现生命危险。症状的出现与年龄呈负相关。在有症状感染者中，大部分为非特异的发热性疾病。一些特异性黏膜疹和皮疹与这些病毒的感染有关，如疱疹性咽峡炎。这是一种在上颚和扁桃体支柱（tonsillar pillars）及手、足和口腔会出现水疱性丘疹的发热性疾病。这些病毒引起的其他疾病还包括皮疹，伴有或不伴有脑膜炎、无菌性脑膜炎、流行性胸膜痛、呼吸系统疾病、胃肠炎、出血性结膜炎，偶尔会出现心肌炎、心包炎或者麻痹性疾病。

病原学

肠道病毒和副肠孤病毒是普遍存在的单链 RNA 病毒。病毒感染在夏秋季高发。人类肠道病毒根据血清分型分为 65 个血清型，包括以下几种抗原类型：

脊髓灰质炎病毒：脊髓灰质炎病毒 1、2、3 型

柯萨奇 A 病毒：A1～A22 型和 A24 型

柯萨奇 B 病毒：1～6 型

埃可病毒：1～9、11～21、24～27、29～33 型

其他肠道病毒：68～71 型

根据分子结构，目前将肠道病毒分为 100 多个型。此外，埃可病毒 22 和 23 型被重新归类为副肠孤病毒 1 和 2 型。迄今副肠孤病毒已有 10 多个型。最近，根据基因、分子学和生物学特性将肠道病毒重新分为 5 大类，分别为脊髓灰质炎病毒和人类肠道病毒 A～D。

流行病学

病原体来源 人类是人肠道病毒和副肠孤病毒的唯一已知的宿主。

高危人群 年幼儿童由于以前未接触这些病毒，故对这些病毒高度易感。对免疫缺陷患者，肠道病毒能引起持续感染。

传播途径 病毒可通过粪 - 口途径或口 - 口途径传播。

潜伏期 潜伏期通常为 7～14 天，虽然也可达 2～35 天，但不常见。

诊断

通过从咽拭子、粪便以及有时从脑脊液或血液中分离出病毒而做出诊断，偶尔也可通过检出特异抗体滴度升高而做出诊断。PCR 是目前检测病毒 RNA 的首选方法，用该方法检测脑脊液、血清或尿液可对新生儿脑膜炎或感染做出快速、灵敏的诊断。

治疗

对肠道病毒或副肠孤病毒感染目前还无特异的治疗方法。可以采用支持疗法。对较为严重的疾病，如脑膜脑炎、心肌炎、脊髓灰质炎，通常需要住院治疗。对于一些呼吸衰竭的脊髓灰质炎病人，需要卧床休息及支持疗法。

传染期

肠道病毒或副肠孤病毒感染病人的传染期长，从出现临床症状前到症状消失后数周均有传染性。需要注意的是大部分感染者几乎无临床症状。

感染控制

疫苗 目前尚无非脊髓灰质炎肠道病毒或副肠孤病毒的疫苗。在美国仅有脊髓灰质炎灭活疫苗。

禁止入园 非脊髓灰质炎肠道病毒或副肠孤病毒感染者排毒时间长，并且大部分感染者无临床症状。因此，拒绝儿童入园是没有必要的，对疾病传播几乎没有影响。对感染非疫苗株脊髓灰质炎病毒的儿童，不能入园，直至不排毒为止。

对其他儿童的建议 必须强调基本的手卫生。在照料脊髓灰质炎患儿时，未全程接种的儿童应该接种脊髓灰质炎疫苗。

对工作人员的建议 对幼儿园的所有儿童和工作人员需强调基本的卫生措施（如洗手）。可以考虑加强接种脊髓灰质炎灭活疫苗。

对父母的建议 必须强调基本的卫生如洗手。在发生脊髓灰质炎时，对未全程接种的儿童应接种脊髓灰质炎疫苗，对所有家庭接触者也应接种脊髓灰质炎灭活疫苗。

（王黎荔 译 陈 浩 校）

第26章

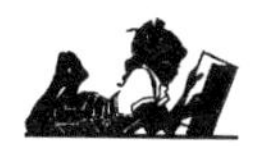

大肠埃希杆菌

Barbara A. Jantausch　William J. Rodriguez

临床表现

在美国各种类型大肠埃希杆菌引起的疾病流行率不高。根据发病机理将其分为五组：产肠毒素性大肠埃希杆菌（ETEC）、肠致病性大肠埃希杆菌（EPEC）、肠侵袭性大肠埃希杆菌（EIEC）、产志贺毒素大肠埃希杆菌（STEC）[以前称为肠出血性大肠埃希杆菌（EHEC）]以及肠集聚性大肠埃希杆菌（EAEC）。

病原学

ETEC：这类细菌可产生耐热或不耐热肠毒素，或同时产生两种肠毒素，通过影响小肠吸收机制而致病。该病导致机体水和电解质丢失。临床表现主要为腹痛、水样腹泻，有些患者有呕吐，少数患者会出现发热。ETEC 所致的腹泻呈自限性，通常持续 5 天。在发展中国家，ETEC 是引起旅行者和婴儿腹泻的主要致病菌。

EPEC：这类菌株有多种血清型，但不产毒素，不具有侵袭性。EPEC 会破坏小肠绒毛，引起二糖酶降低，并可导致吸收不良。虽然在年长儿童或成人，EPEC 引起的腹泻通常呈自限性，但在年幼儿童及婴儿，腹泻持续时间长，可长达 2 周或更长。后者通常有大量水样腹泻，无血便或黏液便。EPEC 在美国曾导致婴儿腹泻暴发。

EIEC：这类菌株的血清型不多。EIEC引起的疾病临床症状与志贺菌感染的临床症状类似。EIEC可侵犯结肠和远端小肠，同时产生肠毒素，促发分泌性腹泻。患者通常有发热、头痛等症状，粪便中可见白细胞，血便则少见。

STEC：这类菌株在阿根廷和南非比较常见，在美国主要为大肠埃希杆菌O157∶H7。这类菌株可产生志贺毒素，其主要临床表现是剧烈腹痛和严重血便，基本上无发热，偶尔有寒战。溶血性尿毒综合征（HUS）与这类菌株（以前称为肠出血性大肠埃希杆菌）有关。胃肠道症状一般为自限性，通常持续5天。

EAEC：这些菌株可引起婴儿和年幼儿童的迁延性水样腹泻（超过14天），偶有引起成人的旅行者腹泻。

流行病学

病原体来源 感染者以及被粪便污染的食物和水是大肠埃希杆菌的传染来源。大肠埃希杆菌O157∶H7是美国最常见的大肠埃希杆菌，可通过未煮熟的碎牛肉或其他产品（如未经巴氏消毒的牛奶、被污染的苹果汁、生的蔬菜和饮用水）传播。在暴发期间可发生人-人传播。在感染大肠埃希杆菌O157∶H7的儿童中，有5%～10%可发生溶血性尿毒综合征。在大肠埃希杆菌O157∶H7感染暴发期间，发生该综合征的比例会更高。

高危人群 ETEC：新生儿、旅行者。

EPEC：新生儿（不常见）和日托机构儿童。

EIEC：食用被污染食物的人群。

STEC：暴露于感染者的人群，如日托机构儿童，暴露于被污染食物和饮用水的人群。

EAEC：婴儿和低龄儿童。

传播途径 致病菌通过粪-口途径传播或人-人途径传播：

如保姆-婴儿、病人-病人。

潜伏期　潜伏期为10小时～6天。

诊断

ETEC：通过动物模型、细胞培养或免疫学方法检测耐热或不耐热肠毒素做出诊断。可用组织培养（中国仓鼠卵巢癌细胞或Y-1小鼠肾上腺癌细胞系）或免疫学方法检测不耐热毒素。

EPEC：目前尚无可靠的商品化诊断系统。少数实验室有一些特殊的免疫学方法。

EIEC：可通过组织培养或者动物结膜囊来检测侵袭力或者通过特异性血清分型方法来鉴定病原体。

STEC：首先用山梨醇麦康基琼脂（SMAC）直接筛选不发酵山梨醇的菌落，然后用O∶157抗血清对山梨醇阴性的大肠杆菌菌株进行凝集反应，如果阳性，则可确认。DNA探针或PCR也可以用于检测细菌。细菌培养需在疾病早期进行（头7天）。被鉴定出的菌株须送至国家卫生实验室。

EAEC：对不产毒的菌株应检测对Hep-2细胞的黏附力。特殊菌株的O抗原滴度明显升高。

治疗

ETEC：这是大肠埃希杆菌属中唯一可以早期治疗的菌株，因为对其他菌株的诊断通常比较困难。对有严重症状的患者通常可使用甲氧苄胺嘧啶-磺胺甲噁唑（TMP-SMX）或阿奇霉素，也可以使用氟喹诺酮类药物。

EPEC：可用新霉素或甲氧苄胺嘧啶-磺胺甲噁唑（TMP-SMX）治疗。注意不能对有炎症或血便的婴儿采取抗菌治疗。

EIEC：可用甲氧苄胺嘧啶-磺胺甲噁唑（TMP-SMX）治疗。

STEC：不用抗生素治疗。

EAEC：不采用全身治疗的方法。

对于上述任何一种致病菌感染，补充水和电解质是首要的治疗方法。

传染期

传染期通常就是患者排菌的时期，一般是患者出现症状的时期。排菌也可延长，但其排菌的程度和范围可有所不同。

感染控制

疫苗 尚无可用疫苗。

禁止入园 儿童需要隔离，直至症状消失并且粪便培养阴性。对于 STEC O157∶H7 的患儿，需隔离至症状消失，且至少二份粪便连续细菌培养阴性；或者对于其他大肠埃希杆菌感染病例，需隔离到症状消失后 10 天。

对其他儿童的建议 对感染肠道侵袭性菌株的有症状患儿的密切接触者，需进行粪便培养，如果粪便培养阳性，即使他们无症状也应该进行治疗。如果发生 STEC O157∶H7 暴发，应该立即报告公共卫生当局，且幼儿园不再接收新的儿童。

对工作人员的建议 如果工作人员出现症状，应对他们实施隔离、采取正确的洗手方法、居家观察，并进行粪便培养。如果原先的隔离措施无效，则必要时暂时关闭幼儿园。（参见“对其他儿童的建议”）

对父母的建议 即使儿童仅出现轻微的胃肠炎症状，家长也应该报告。有症状的儿童应被禁止入园，应找儿科医生诊疗并对其进行粪便培养。

（王黎荔 译 陈 浩 校）

第27章

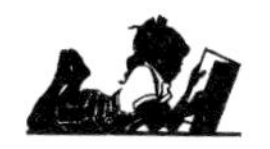

蓝氏贾第鞭毛虫

Theresa A. Schlager

临床表现

婴儿和儿童感染蓝氏贾第鞭毛虫可无症状，也可表现为短暂性腹泻或多种症状的慢性疾病。约 50% 的感染儿童无症状。调查表明，粪便中蓝氏贾第鞭毛虫的流行率为 1%～26%。在托幼机构，由蓝氏贾第鞭毛虫引起的腹泻暴发中，无症状感染者比例较高。轻微感染的有症状婴儿和儿童通常表现为大量水样便，但无明显发热、中毒和脱水，即使无特殊的饮食改变和药物治疗，通常也会消退。发生慢性疾病的有症状患者通常表现为长期间歇性症状，包括水样泻、腹痛、腹胀、四肢无力、水肿、显著消瘦、生长迟缓和贫血。粪便含大量脂肪粒，无肉眼脓血便和黏液便。

病原体

蓝氏贾第鞭毛虫是一种含有鞭毛的寄生原虫。目前只有两种类型可引起人体感染。原虫以两种形式存在：一种以滋养体形式寄生在小肠上段肠腔，并引起肠道临床症状，另一种以包囊形式寄生在小肠下段和大肠，随粪便排出的包囊具有传染性。当包囊被易感宿主摄入后，经胃酸作用，脱囊形成滋养体并寄生于肠道，有时滋养体数量非常巨大。

流行病学

病原体来源 蓝氏贾第鞭毛虫分布于全球，也是美国最常见的寄生虫。人是主要传染源，犬和河狸也可携带此虫。接触含有包囊的粪便、被粪便污染的物品（玩具、换尿布桌、餐具）或摄入被包囊污染的水和食物，均可获得感染，即使经口摄入的包囊数量不多，也可感染。大多数流行由污染的水所致。因为用于饮用水的氯浓度对包囊并无杀灭作用，所以对来自地表水的市政用水进行充分过滤是预防水源性暴发的重要措施。

高危人群 高危人群包括以下几种：

- 在幼儿园的婴儿和儿童。在一些地区，不论流行还是散发，蓝氏贾第鞭毛虫是引起托幼机构腹泻的最常见原因。未经如厕训练的儿童是最常见的感染者。在托幼机构发生暴发后，托幼机构儿童（尤其是未经如厕训练）的家庭成员中有 12%～25% 被感染。越来越多的证据显示，幼儿园儿童是蓝氏贾第鞭毛虫传播给周围社区的常见传染源。
- 暴露于未处理水源的婴儿和儿童。
- 获得性免疫缺陷综合征患者。
- 低丙种球蛋白血症患者。
- 营养不良儿童。
- 以前胃手术以及部分胃切除的儿童。
- 胃酸缺乏儿童。

传播途径 主要通过“粪 - 口”途径获得感染，通过接触含有包囊的粪便、水、食物或共用被粪便污染的物品（玩具、换尿布桌、餐具）而摄入包囊，从而获得感染。

潜伏期 潜伏期为 1～4 周。

诊断

诊断蓝氏贾第鞭毛虫的传统方法是用显微镜检查粪便中的滋养体或包囊。近年来，检测抗原的快速诊断试验已被广泛采用。直接免疫荧光法（使用针对细胞壁抗原的单克隆抗体）和酶免疫法（使用针对可溶性粪便抗原的单克隆抗体）具有高度的敏感度和特异度。此外，这些检测方法比镜检粪便标本中的蓝氏贾第鞭毛虫更为敏感。当临床上怀疑贾第鞭毛虫感染，但粪检多次阴性时，可通过直接抽吸或胶囊拉线法获取十二指肠内容物进行检测并做出诊断。在极少数情况下，需要进行十二指肠活检做出诊断。聚合酶链反应已用于检测水源中的贾第鞭毛虫和流行病学研究中传染源的快速追踪。

治疗

目前，仅对有症状感染者进行治疗。对无症状感染者进行治疗的利弊尚存在争议。在美国，有一些药物对贾第虫病治疗是有效的，如替硝唑、甲硝唑、阿苯达唑和硝唑尼特。替硝唑的治愈率达80%～100%，且3岁或以上儿童只需单剂。1岁或以上儿童口服硝唑尼特悬液，疗程3天，其效果与甲硝唑相当，且具有治疗多种寄生虫感染的优点。据报告，连用甲硝唑5～7天后，治愈率可达90%以上。甲硝唑可按特殊要求配制成液体制剂。阿苯达唑治疗儿童贾第虫病的效果已被证明与甲硝唑相同。此外，阿苯达唑对多种蠕虫有效，当怀疑多种肠道寄生虫感染时可推荐使用阿苯达唑。

巴龙霉素为非吸收性氨基糖苷类，疗效比其他药物稍差，常用于孕妇，因理论上其他药物对孕妇有潜在致畸作用。

如果出现复发，则现有药物可以重复使用。复发常见于免疫缺陷患者，他们通常需要长期或联合治疗。

传染期

排出包囊的患者有传染性。患者粪便中可长期（12～14 个月）排出包囊。排出的包囊在潮湿环境下可保持传染性达数月。

感染控制

疫苗 目前无疫苗可用。

禁止入园 患有贾第鞭毛虫病的儿童在完成疗程后，如不再出现腹泻，可返回幼儿园上学。如发现病例，应该向当地卫生部门报告。

对其他儿童的建议 对有感染症状的儿童，应及时治疗。不建议对暴露于蓝氏贾第鞭毛虫患儿进行常规检测。儿童在到达托幼机构时、换尿布或如厕后、饭前，都应洗手。推荐使用容器中的液体肥皂和一次性纸巾。对共用的物品和玩具，应每天用新配置的市售清洁剂（洗涤剂、消毒洗洁精或化学杀菌剂）进行消毒。

对工作人员的建议 对有感染症状的工作人员，应及时治疗。工作人员在到达托幼机构时，在更换儿童尿布、如厕或帮助孩子如厕后，在处理食物前，都必须仔细洗手（用温水和肥皂洗手 10 秒以上）。建议对换尿布的物体表面进行消毒并妥善处理尿布。

对父母的建议 如果儿童与有腹泻和被确诊贾第鞭毛虫感染的患儿有直接接触，幼儿园应通知其父母。当儿童出现腹泻或慢性疾病表现时，家长应当联系医生并听取他们的建议。家长应劝告儿童不能吞咽娱乐用水，在社区暴发期间避免饮用未处理的水。

（杨小伟 译 陈 浩 校）

第28章

淋病（淋病奈瑟菌）

Michael F. Rein

临床特征

在新生儿，淋病最常见的临床表现是化脓性结膜炎，后者往往伴有鼻咽部的无症状感染。也可发生阴道炎、鼻炎、尿道炎，或出现胎儿监测部位的疾病。在年长的青春期前女孩中，阴道炎是最常见的感染，表现为阴道瘙痒和白带，但两者相对较轻。感染可以扩散到输卵管，与其他原因导致的下腹痛相似。对于青春期前男孩，如同男性成人，最常见的感染是急性尿道炎，表现为尿道流脓和排尿困难。口腔和肛门感染往往无症状。在任何年龄，病原体很少播散到关节、皮肤、脑膜或心脏瓣膜。

病原体

淋病奈瑟菌是革兰阴性球菌。病原体对许多抗生素的耐药性不断增加，故不应再使用原来的治疗方法。有多种方法可对病原体进行分型。表型检测可用于流行病学和司法鉴定，对儿童病例应该进行病原体培养。

流行病学

病原体来源　淋病奈瑟菌的特征是在环境中难以存活，其易感的解剖学部位（在儿童淋病为尿道、阴道、宫颈、直肠、咽部和结膜）不多，而病原体就存在于感染者的这些部位。因此，感染的个体是新感染的最常见来源。

高危人群　年长的淋病患儿一般来自贫困和有心理社会问题的家庭背景，这些问题增加了感染者性乱的危险性。

传播途径　感染性分泌物污染易感部位是传播所必需的，因此在成人和新生儿期以外的儿童，性接触是唯一的可能传播途径。新生儿可以从母亲获得病原体，可在分娩期间获得，或在子宫内获得，但较为少见。对于几岁以上检出病原体提示性传播而非持续围生期感染尚不清楚。咽炎和直肠炎可由直接自体感染所致。对由直肠温度计、寝具或备受争议的马桶坐圈导致的传播备受争议。通过接吻获得感染非常罕见，一旦发生就应该报告。在理论上，脓性结膜分泌物可能有传染性，但此等传播极为罕见。感染者的尿液或排泄物可导致眼部疾病。

潜伏期　潜伏期通常为 2～5 天。因此，淋球菌结膜炎事实上在幼儿园人群中罕见。然而，业已报告，围生期获得感染的潜伏期为数月。

诊断

可根据革兰染色涂片初步确定病原体。培养可使用消化的羊血（巧克力）琼脂，用含有和不含有抗生素的平皿，在富含二氧化碳的环境下孵育。分离病原体是强制性的，因为只有培养才能接下来对病原体进行亚种鉴定，才有可能精确地确定来源。需用至少两种试验来检测病原体的不同特性（如糖发酵类型和抗原结构）才能鉴定儿童培养物的特性。用非培养方法［如酶联免疫吸附试验（ELISA）、DNA 探针技术、核酸扩增技术］来鉴定淋病奈瑟菌在儿童人群尚未进行大量研究。由于儿童病例几乎总是与司法案件有关，所以特别注意标本链的监管是至关重要的。

治疗

对45kg以上儿童使用1剂头孢克肟来治疗肛门生殖器淋病，效果非常明显。年幼儿童应使用单剂头孢曲松，肌内注射。只有在发生并发症，如严重结膜炎或播散性感染，或在调查遭性侵儿童的社会状况时，需要住院治疗。强烈建议对偶合的性传播疾病进行评价，并应考虑到同时感染沙眼衣原体的可能性，因为同时感染在成人是常见的。

传染期

感染者在接受有效治疗后24小时内不再有传染性。如不治疗，传染期可持续数月。

感染控制

疫苗 尚无疫苗可用。

禁止入园 在有效治疗后，儿童可回幼儿园上学。

对其他儿童的建议 非性传播对其他儿童的危险性是微不足道的。如果儿童在其他地方获得感染，则不必采取进一步的感染控制措施，但儿童可能会发生情感或行为问题。

对工作人员的建议 洗手和使用抗菌凝胶和乳液是非常重要的。然而，传播给工作人员的结膜的危险性很低，传播给生殖器的危险性是微不足道的。

对父母的建议 如果感染不是在幼儿园或学龄前机构获得，则不需告知其他家长，因为感染会受到指责，且传播的危险性可以忽略不计。如在幼儿园或学龄前机构检出感染，可能与司法案件有关。

（周祖木 译　陈　浩 校）

第29章

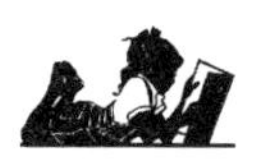

流感嗜血杆菌(脑膜炎、蜂窝织炎、会厌炎、肺炎、关节炎)

ChrisAnna M. Mink

临床表现

b型流感嗜血杆菌(Hib)菌株有磷酸聚核糖基核糖醇(PRP)荚膜,在普遍接种Hib疫苗前,儿童中97%的严重流感嗜血杆菌侵袭性感染由这些菌株引起。自使用b型流感嗜血杆菌疫苗以来,5岁以下儿童的b型流感嗜血杆菌疾病发病率迅速下降到<1/10万。目前,对幼儿园儿童发生侵袭性b型流感嗜血杆菌感染,需迅速采取公共卫生干预措施,以及直接照顾病人。

当b型流感嗜血杆菌进入血液时,病原菌可到达身体的许多部位,开始发生全身性或侵袭性感染。侵袭往往会加重儿童的病情,并迅速出现发热。最常见的侵袭性感染是脑膜炎、蜂窝织炎、会厌炎、肺炎和关节炎。所有部位的侵袭性感染对公共卫生都有相同的意义。虽然可以从中耳分离出b型流感嗜血杆菌,但中耳炎不被认为是全身性或侵袭性感染。

其他非b型流感嗜血杆菌的有荚膜菌株(A、C～F)和无荚膜菌株(不可分型)很少引起免疫正常儿童的侵袭性感染。在20%急性中耳炎患儿,可从中耳分离出不可分型的流感嗜血杆菌菌株,这些不可分型的菌株也可引起其他呼吸道感染,如鼻窦炎、支气管炎和肺炎等。对不可分型的流感嗜血杆菌菌株和除b型流感嗜血杆菌以外的其他有荚膜菌株引起的感染,一般不需要进行公共卫生干预。

病原体

流感嗜血杆菌是一种小型多形性革兰阴性球杆菌。根据血清学上不同的荚膜多糖，将流感嗜血杆菌菌株分为荚膜型（A～F）或无荚膜型（不可分型菌株）。

流行病学

病原体来源 流感嗜血杆菌是人类病原体，主要存在于上呼吸道。感染流感嗜血杆菌后，如不发病，被称为定殖或带菌状态。在1988年美国使用b型流感嗜血杆菌结合疫苗前，高达5%的健康学龄前儿童鼻咽部有b型流感嗜血杆菌定殖。年长儿童和成人的定殖率约为0.1%。定殖可能会持续数周到数月，并导致自然抗体的产生，从而有助于预防全身感染。在美国婴儿普遍接种疫苗前，至少有三分之一儿童在5岁前某段时间成为携带者，在200～250个儿童中有1例会发生侵袭性感染。自1993以来，儿童的定殖率已经低于1%，侵袭性感染在美国已变得很罕见。在没有使用疫苗的国家，b型流感嗜血杆菌侵袭性疾病的发病率仍然很高。

高危人群 在美国，75%～90%的儿童全身性感染发生在2岁以下。在4岁以下未免疫接种的儿童、免疫缺陷或免疫功能低下患者、老年人和脾功能异常或无脾功能患者（如镰状细胞病），b型流感嗜血杆菌引起的严重侵袭性感染发病率增加。

未接受免疫接种的4岁以下儿童，如果是暴露于侵袭性b型流感嗜血杆菌感染病例的兄弟姐妹或家庭接触者，则发生侵袭性感染的风险增加（继发性病例）。未接受免疫接种的24月龄以下儿童，如果是幼儿园病例的同班同学，发生侵袭性感染的风险也会略有增加。

传播途径 在鼻腔分泌物中可发现大量b型流感嗜血杆菌,偶尔在健康儿童的携带者唾液中检出少量b型流感嗜血杆菌。在鼻腔分泌物中,有些细菌可在非吸附性表面(如塑料)存活数小时。在咳嗽或喷嚏后,如感染的分泌物到达鼻、眼和口腔的黏膜,就可能发生传播。污染的污物(如洗脸毛巾或纸巾、食品、玩具或手)与黏膜接触时也会发生传播。

潜伏期 b型流感嗜血杆菌侵袭性感染的潜伏期尚不明确。聚集性病例通常在60天内发生,但很少见。在家庭和幼儿园"原发"与"继发"病例的间隔时间长短提示,通常暴露于带菌儿童比直接暴露于原发病例更为常见。

诊断

唯一确诊侵袭性b型流感嗜血杆菌感染的方法是从正常无菌体液和组织(如血液、脑脊液、胸腔积液或关节液)或从蜂窝织炎病灶抽取物中分离出病原菌。从咽喉、耳或眼睛(结膜)获得的培养物阳性提示为局部感染,而不是侵袭性感染。即使实验室标本中存在b型流感嗜血杆菌,如果不使用特殊培养基,可能会漏检。对从正常无菌体液中分离到的任何流感嗜血杆菌,应该确定荚膜血清型。

可通过乳胶试验或其他抗原试验来检测尿液或脑脊液的b型荚膜抗原。阳性结果提示侵袭性感染,但必须结合临床背景解读,因为这些试验的错误率很高。在接种疫苗后的头几天从尿中排出的疫苗荚膜抗原,可导致假阳性结果。在感染早期荚膜抗原浓度低时,或者当标本被稀释或被其他细菌污染(如尿液)时,可出现假阴性结果。

治疗

对疑似或确诊的侵袭性b型流感嗜血杆菌感染患者应注射抗生素并住院治疗，同时对临床治疗效果和可能出现的并发症进行监测。在细菌培养结果和药敏试验出来前，可采用经验性治疗，包括使用第三代头孢菌素，如头孢噻肟或头孢曲松，因为这些药物能穿过血脑屏障，并对β-内酰胺酶活性有抗性。美罗培南是可接受的替代药物。除抗生素外，辅助性支持疗法对侵袭性Hib疾病患儿的治疗也很重要。对脑膜炎患儿应进行听力测试，并对听力发育持续进行监测。

传染期

注射抗生素治疗侵袭性b型流感嗜血杆菌感染，通常可在24小时内抑制或根除定殖的病原体。对侵袭性b型流感嗜血杆菌疾病患儿，可使用除头孢噻肟或头孢曲松外的其他药物（如美罗培南或氨苄西林）治疗，如年龄小于2岁或易感的家庭接触者，应接受利福平治疗，在疗程结束时可消除携带状况。此外，2岁以下未全程接种疫苗的侵袭性Hib感染者，应在侵袭性疾病恢复后1个月，按b型流感嗜血杆菌结合疫苗的相应程序完成全程接种。

携带b型流感嗜血杆菌的健康儿童和病人可以传播这些细菌。

感染控制

所有基于家庭和机构的托幼机构对入园儿童的照料、工作人员和机构应执行标准的传染病控制政策和规程。当儿童和工作人员患病时，应明确提出和执行必需的免疫接种和考勤制度。

在发生散发性侵袭性b型流感嗜血杆菌感染病例后，未接种的4岁以下儿童的家庭接触者发生继发感染的风险会增加。虽然托幼机构和幼儿园的接触者发生继发感染的风险也会增加，但其风险低于家庭接触者。当托幼机构和幼儿园的所有接触者超过2岁时，则极少发生继发性病例。

疫苗 为预防侵袭性b型流感嗜血杆菌感染，推荐所有婴儿常规接种3剂或4剂b型流感嗜血杆菌结合疫苗，在大约2月龄时开始接种。未接种b型流感嗜血杆菌疫苗的5岁以下儿童，应按照美国儿科学会和美国疾病控制预防中心(CDC)免疫实施咨询委员会的“初始强化免疫(catch up)”程序接种b型流感嗜血杆菌疫苗。

禁止入园 侵袭性b型流感嗜血杆菌感染患儿在接受足够治疗后，如已消除带菌状态，恢复健康并能参与活动，则可以入园。大多数用利福平作为预防制剂的儿童，在服用第二剂后传染性会消失。

对其他儿童的建议 如幼儿园儿童中发生首例侵袭性b型流感嗜血杆菌病例，且该病例可能从兄弟姐妹、玩伴或其他接触者获得感染，则可能不会将细菌传给其他同学。患者也可能从幼儿园同学中的健康携带者获得感染。在普遍接种疫苗前，在首发病例后的头60天内，在相同群组中24月龄以下儿童发生继发病例的风险估计为0%～1.3%。由于发生继发病例的风险低，所以可以不必进行化学药物预防。然而，应该对儿童的侵袭性疾病症状和体征进行仔细监测。对与侵袭性b型流感嗜血杆菌感染儿童同一班级或同一照料小组的儿童以及成人照料人员，建议如下：

- 确认儿童感染的疾病为侵袭性，如脑膜炎、会厌炎、肺炎、蜂窝织炎或菌血症(不是耳部、鼻窦或结膜感染)。
- 发现确诊病例，向当地卫生部门报告(在许多州有法律规定)。

- 咨询当地的卫生官员、该机构的医疗顾问或病人的医生，为处理儿童的接触者（包括幼儿园的儿童）提供建议。
- 一般来说，在发现1个指示病例后，幼儿园的其他幼儿，特别是所有接触者为24月龄以上儿童时，不需化学药物预防。
    - 如果接触者为4岁以下的幼儿园同学，应向所有父母通报病情，并告知接触者的风险不会明显增高。此外，所有父母应确保其孩子全程接种b型流感嗜血杆菌疫苗。
    - 如果患儿的所有同学年龄均小于24月龄并且未接种疫苗，则接触者应接种相应的疫苗，并考虑使用利福平来预防。

继发病例的发生 在班级小组发生继发病例的可能性比单个病例大，提示班级小组儿童中有b型流感嗜血杆菌定殖。如果在60天内发生继发病例，而且同组儿童未全程接种疫苗，建议服用利福平，并对其进行严格监督。未接种疫苗的儿童应按照相应年龄的程序接种b型流感嗜血杆菌结合疫苗。

- 利福平预防。利福平对暂时消除鼻咽部b型流感嗜血杆菌的有效率为90%～95%。b型流感嗜血杆菌菌株对利福平耐药罕见。在幼儿园，利福平预防继发感染的效果尚不清楚，并有无效的报告。利福平是一种抗生素处方药，应在完全了解服药者的健康状况，排除过敏和禁忌证的情况下才能使用。应考虑各种可能的禁忌证（如妊娠、肝病）和药物的相互作用（如降低避孕药的药效、置换蛋白结合药物、增加肝脏代谢）。利福平可使尿液、唾液、眼泪变成橙黄色，可以使衣服和软性隐形眼镜着色。有些人在服用利福平后出现恶心、呕吐或皮疹。利福平口服用药应持续4天。
- 大多数家庭继发病例在指示病例住院后7天内发生，因此，应在病例诊断后尽快给予预防服药。在幼儿园，如果同时给所有人员服药，预防服药的效果可能最好，可以预防未治疗个体的再次感染。也应对教室或群组中的所有人员，包括接种疫苗的儿童、24月龄以上儿童、病人发病后未暴露的新生入园者以及成人照料人员进行预防。

- 在侵袭性b型流感嗜血杆菌感染病例发生后，对幼儿园新生入学还没有特殊的建议。符合疫苗接种条件的儿童（2月龄以上），在入园前应接种至少一剂b型流感嗜血杆菌结合疫苗。如果要给予利福平药物预防，分配到有病例教室（班级）的新儿童应等到预防性服药完成后再入园。

对工作人员的建议　班级群组中发生侵袭性b型流感嗜血杆菌感染患儿时，如果照料儿童的成人免疫功能正常，则发生感染的风险极低。然而，当幼儿园的班级发生两个或以上病例时，成年照料人员的b型流感嗜血杆菌携带率可高达7%。因此，在给儿童使用利福平药物预防的同时，也应该对照料人员用利福平进行药物预防。

对父母的建议　应该将书面通知交给与侵袭性b型流感嗜血杆菌感染患儿同教室和同群组儿童的家长。告知书应告知他们：①感染日期；②患病儿童所在班级或分组；③细菌的正确名称；④对幼儿园儿童的建议。也应告知家长该病感染的临床表现、及时就医的重要性，以及在孩子患病时应及时通知照料人员。应该鼓励父母确保其孩子全程接种Hib结合疫苗。

（张利华 译　潘会明 校）

第30章

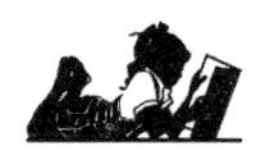

甲 型 肝 炎

Trudy V. Murphy

临床表现

6 岁以下儿童感染甲型肝炎病毒（HAV）后很少会出现症状，而四分之三的成人感染者会有症状。甲型肝炎病毒在幼儿园中易发生传染。发生甲型肝炎病毒传染的最早线索多来自成人患者（一般多为看护人员或接触感染儿童的家庭成员）的临床疾病报告。如果托幼机构管理人员没有意识到这种甲型肝炎病毒感染，则甲型肝炎暴发可持续 1 年以上而没有被发现。在年长的有症状儿童可出现典型的症状和体征，如黄疸、深色尿、全身乏力和浅色大便。此外，在儿童腹泻是常见的临床表现，但在成人则不常见。尚无证据表明甲型肝炎病毒可导致持续性感染或进行性肝损害。

病原体

甲型肝炎病毒为小的无包膜 RNA 病毒，与鼻病毒和肠道病毒一样，属于微小 RNA 病毒科。世界范围内甲型肝炎病毒抗原株仅为一个血清型。

流行病学

病原体来源　人类是甲型肝炎病毒的唯一来源，尚无证据表明该病毒有其他动物宿主或非生物宿主。

高危人群 甲型肝炎的易感性无年龄、种族、性别区分。主要通过摄入受粪便污染的食物、物品而感染。在幼儿园中，未经如厕训练的儿童感染甲型肝炎病毒的风险比经如厕训练的儿童高。在无儿童如厕训练的幼儿园，由于控制感染措施失误，尿布更换后可能被粪便污染，故儿童感染甲型肝炎病毒传播的危险性比采取严格控制感染措施的儿童高。

自 1999 年开始对居住在甲型肝炎高发州的 2～18 岁儿童接种甲型肝炎疫苗以来，各年龄段报告的病例数已明显下降。2006 年，美国免疫实施咨询委员会建议，对所有 12 月龄儿童开始常规接种 2 剂甲型肝炎疫苗。

传播途径 甲型肝炎主要通过粪 - 口途径传播，也可以通过被污染的手、物品，食品传播，水也可传播，但不常见。

潜伏期 甲型肝炎的潜伏期一般为 15～50 天。

诊断

由于绝大多数儿童感染无症状，故血清学检测成为甲型肝炎病毒感染诊断的最可靠方法。对单份血清标本可检测抗 -HAV IgM、IgG，如果抗 -HAV IgM 和 IgG 均阴性，提示为易感者，目前未被感染；如果 IgM 阳性，但 IgG 阴性，提示为现在感染或近几个月感染；如果 IgM 和 IgG 均阳性，提示为 2～6 个月前感染；如果 IgM 阴性，但 IgG 阳性者，为 6 个月以前感染。

治疗

甲型肝炎病毒感染尚无已知有效的治疗方法，采用支持疗法保证液体和热量摄入通常是有效的，一般不需要住院治疗。

传染期

甲型肝炎患者在临床症状出现前2周和出现后7～10天都有传染性。无症状感染者也有很高的传染性。当患者发病需要寻求治疗时，通常已经度过传染性最强的时期。

感染控制

疫苗 甲型肝炎灭活疫苗在1995年获得许可。在2005年夏天，美国食品药品管理局许可1岁儿童开始接种甲型肝炎疫苗。2006年，美国免疫实施咨询委员会推荐美国所有儿童自1岁开始接种甲型肝炎疫苗以预防甲型肝炎。接种2剂甲肝疫苗后的有效率达94%～100%；疫苗保护期可持续20年以上。

疫苗适应证列出应接种甲型肝炎疫苗的几类人群：高危人群（旅行者、吸毒者、男男同性恋者、有基础肝脏疾病者）需接种疫苗。对幼儿园的所有工作人员推荐接种甲型肝炎疫苗。还可以接种甲型肝炎和乙型肝炎联合疫苗，其效果与单独接种甲型肝炎疫苗或乙型肝炎疫苗相当。对幼儿园所有未接种的工作人员推荐接种甲型肝炎疫苗和乙型肝炎联合疫苗。

禁止入园 有症状的儿童在症状出现后10天可以返回幼儿园。发生甲型肝炎暴发时，应对无症状儿童进行确认，并根据流行病学情况决定他们何时返园是安全的。暴发调查者通常是卫生机构人员，他们是做出这个决定的最佳人选。

对其他儿童和工作人员/父母的建议 由于甲型肝炎是法定报告疾病，幼儿园的儿童、儿童家庭成员或成人看护人员一旦出现甲型肝炎症状，往往意味着幼儿园发生暴发，因此需向当地卫生当局报告，这一点很重要。卫生当局需对疫情进行调查，对幼儿园其他儿童、工作人员以及儿童家长提出建议。采取诸如血清学检测、接种免疫球蛋白和疫苗和(或)关闭幼儿园等措施费用大，做出决定时应谨慎。在专业机构进行调查和提出控制措施之前，儿童的父母应该知晓一些简单的感染控制措施以减少粪-口传播，保护家人以免进一步传播；工作人员可以通过仔细检查更换尿布和洗手等措施来预防进一步传播；仔细观察其他儿童有无出现症状。最后，幼儿园必须与每个家庭及时沟通疫情，并协助卫生当局调查。

(杨桂丽 译 邹 艳 校)

第31章

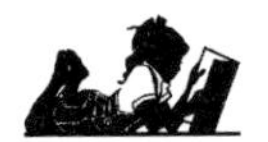

乙型肝炎

Trudy V. Murphy

临床症状

儿童感染乙型肝炎病毒(HBV)后出现症状者不到10%。乙型肝炎的典型症状和体征包括乏力、食欲不振、黄疸、深色尿、大便色浅、恶心、呕吐、腹痛,与其他类型肝炎病毒引起的肝炎无明显区别。感染者年龄越轻,越容易成为慢性乙型肝炎或终身携带者,后者与少年或成人时发生的肝硬化、肝功能衰竭和肝细胞癌密切有关。

病原体

乙型肝炎病毒是一种部分双链的DNA病毒,外面包被表面蛋白(乙型肝炎表面抗原,HBsAg),核心(乙型肝炎核心抗原,HBcAg)包含DNA和蛋白(e抗原)(乙型肝炎e抗原,HBeAg)。根据群特异性基因决定簇"a"和两对基因亚决定簇"d""y"和"w""r",可区分不同病毒株,但在特定地域以单一病毒株为主。免疫具有群特异性,所以感染一种亚型通常对其他亚型也有免疫力。

流行病学

病原体来源 传染源为急性感染者或慢性乙型肝炎病毒感

染者。患者血液及血源性体液（如伤口引流液、溃疡或皮肤疾病）可检出高浓度病毒，而在其他体液（如唾液、尿或粪便中）浓度较低。

高危人群 在美国，大多数青春期前人群感染的乙型肝炎病毒来自急性感染或慢性感染的母亲，或在家庭中经常暴露于慢性乙型肝炎病毒感染者所致。大多数围生期获得的乙型肝炎，可通过暴露后及时接种乙型肝炎疫苗和乙型肝炎免疫球蛋白，并全程接种，加以预防。推荐对所有孕妇普查 HBsAg，进一步发现高危新生儿。尽管如此，仍有一些孕妇没有检测，故未对其婴儿实施暴露后预防。对于在孕期没有接受筛查的母亲所生的婴幼儿，如仅依据母亲的暴露史（从亚洲、非洲或中东移民者；吸毒；多性伴），则难以准确发现感染的妇女，也难以发现有慢性乙型肝炎病毒感染家庭的儿童。

传播途径 乙型肝炎病毒可经皮肤或黏膜暴露于 HBsAg 阳性者的血液或其他体液而传播。传播可发生在家庭或智力障碍者的看护中心，但在这些机构的传播风险仅在长期反复暴露时才会升高。然而，这种传播方式目前尚未完全清楚。共用牙刷、伤口有渗出物或咬伤等攻击性行为可能是主要的传播方式。因为乙型肝炎病毒可以在环境中存活 7 天，环境污染可起到主要作用。将有智力障碍的教养院孩子转到正常学校教室后，即使这些人有攻击行为、自残行为、共享食物、共用餐具、将玩具放入口中等行为，其每年乙型肝炎的传播风险也低于 1%。托幼机构发生传播仅有一份报告，在这份报告中，感染的儿童有强烈的攻击行为。而在另一份报告中，慢性乙型肝炎病毒感染和严重湿疹患者将乙型肝炎病毒传染给家人，但尽管在托幼机构工作数月，也并未传染给其他儿童。

潜伏期 乙型肝炎病毒的潜伏期一般为 6 周～6 个月。

诊断

由于大多数感染无症状，血清学检测是诊断乙型肝炎病毒感染的最精准方法。HBsAg 阳性、抗 -HBc IgM 阳性者属于急性感染。HBsAg 阳性、抗 -HBc IgG 阳性为慢性携带者（6 个月后 HBsAg 阳性才能确认）。抗 -HBs 阳性表示曾感染或接种过疫苗，现在有免疫力。HBsAg、抗 -HBc、抗 -HBs 均阴性为未感染，是乙型肝炎病毒的易感人群。

治疗

治疗慢性乙型肝炎病毒感染者的目的是降低病毒载量，预防或减慢其发生肝硬化、肝功能衰竭、肝细胞癌的进程。一些抗病毒药物获准用于慢性乙型肝炎病毒感染的治疗，治疗可发生严重的不良反应。治疗终点（endpoint of treatment）仍不明确。耐药性和病毒学治愈率低是治疗的难点。

传染期

如果 HBsAg 检测阳性，就认为有传染性。偶有 HBsAg 阴性但抗 -HBc 阳性者传染乙型肝炎病毒的报告。但大多数有此等血清学结果的人无传染性。

感染控制

疫苗 接种 3 剂或 4 剂乙型肝炎疫苗可有效预防乙型肝炎感染。对所有刚出生婴儿均推荐接种乙型肝炎疫苗，幼儿园的新入园儿童也要接种乙型肝炎疫苗。婴幼儿和儿童接种乙型肝炎疫苗，已显著降低了美国儿童的乙型肝炎感染率。18岁及以上人群可以接种乙型肝炎和甲型肝炎联合疫苗。对于以前尚未接种的幼儿园工作人员，接种这种联合疫苗是预防甲型肝炎和乙型肝炎病毒感染的理想方法。

禁止入园 乙型肝炎感染儿童如无攻击行为、无全身性皮炎或出血性疾病，则不需要隔离，可到幼儿园入学。需根据儿童具体情况并结合医生建议，做出是否隔离的决定。除了上述幼儿园散发病例的传播以外，尚无幼儿园发生乙型肝炎感染暴发的报告。对离开收容机构的智障儿童进行的乙型肝炎传播研究发现，这些儿童比非收容机构的孩子更容易传播乙型肝炎病毒，但风险极低。只有对家长、工作人员和儿童有关预防传播方法的宣传教育失败，并且还未普遍接种疫苗的情况下，才可考虑隔离。如果实施隔离，则应持续到儿童HBsAg阳性消失或所隔离的疾病痊愈。

对其他儿童的建议 除已知曾感染乙型肝炎病毒外，所有幼儿园儿童均需全程接种乙型肝炎疫苗。也应教育孩子如何减少乙型肝炎病毒感染的风险，如不咬人、伤口或擦伤处用绷带包扎、不与他人共用牙刷。

对工作人员的建议 虽然工作人员被儿童感染的风险较低，但仍建议对其接种乙型肝炎疫苗。工作人员应该观察儿童有无咬人或其他攻击性行为、伤口或擦伤处有无包扎、是否共用牙刷等。如果没有普遍接种疫苗，以及这些行为可能存在问题，则应根据幼儿园的管理规定，对感染的儿童接种疫苗或者实施隔离。急性乙型肝炎为法定报告疾病，当地卫生部门要对疫情进行评估，并决定是否需要采取额外的控制措施。

对父母的建议 父母可能不知道孩子发生慢性乙型肝炎病毒感染，如果孩子为HBsAg阳性(慢性乙型肝炎病毒感染)，则需要根据个体具体情况，并结合医生和父母的建议，做出为孩子提供合理照料的决定。一般要告知父母，虽然在幼儿园传播乙型肝炎病毒的风险极低，但仍应采取措施以减少感染风险。所有父母应保证其孩子全程接种乙型肝炎疫苗。如果被感染孩子有不可控制的攻击行为、慢性出血或广泛性皮炎，则应考虑对慢性感染者实施隔离。隔离应该是最后的选项，虽然在幼儿园教室中有离开收容机构的智障儿童，但如果不能证明发生了乙型肝炎病毒传播，则对其实施隔离是不合法的。

（杨桂丽 译　邹　艳 校）

第32章

丙型肝炎

Trudy V. Murphy

临床症状

丙型肝炎在临床上与甲型肝炎病毒或乙型肝炎病毒引起的肝炎无法区分，但大多数病例的症状、体征以及生化异常没有甲型肝炎和乙型肝炎严重。大约85%的丙型肝炎感染者会发生持续性感染。60%～70%的感染者会发生慢性活动性肝炎，约20%会发生肝硬化。母婴传播是儿童感染丙型肝炎病毒的主要原因。

病原体

丙型肝炎病毒是单链RNA病毒，归于黄病毒科丙型肝炎病毒属。

流行病学

病原体来源 丙型肝炎的传染源为慢性丙型肝炎病毒感染者。

高危人群 在大量重复经皮肤暴露于受染的血液或血液制品的人群，丙型肝炎病毒感染率最高。静脉吸毒者和血友病患者的血清阳性率高达60%～90%。血透析患者的血清阳性率为

20%，在感染者的家庭接触者和性接触者，血清阳性率为1%～10%，医护人员的血清阳性率为1%。丙型肝炎病毒感染者或者丙型肝炎病毒与HIV同时感染的孕妇所生的婴儿中，围生期传播的发生率为5%。

传播途径 丙型肝炎病毒感染主要通过非肠道途径接触丙型肝炎病毒感染者的血液或血液制品而传播，或在围生期通过母婴传播，或可能在宫内发生传播。在许多被感染儿童，无明确的感染来源。在幼儿园发生丙型肝炎病毒传播尚未见报道。

传染期 丙型肝炎病毒的潜伏期平均6～7周。

诊断

丙型肝炎病毒感染可通过抗-HCV血清学检测做出诊断，可以分两阶段进行检测，先用酶联免疫吸附试验，如果检测阳性，再用HCV RNA试验进行确诊。在发病后5～6周内，80%的患者可产生可检出的抗体。因为检出病毒RNA呈间歇性，建议对12月龄以内儿童用聚合酶链反应检测HCV RNA时，需至少2份血清标本，间隔至少3个月。对丙型肝炎病毒感染母亲所生的18月龄以上儿童，可进行丙型肝炎病毒抗体检测。

治疗

治疗丙型肝炎的抗病毒药物种类在不久的将来可望不断增加。随着丙型肝炎病毒基因型、病毒载量和宿主遗传学的不同，治疗效果各异。重组聚乙二醇-干扰素单独或与利巴韦林联合使用目前已上市，并获许用于治疗慢性丙型肝炎感染者。对所有丙型肝炎病毒患者，应该由治疗肝炎方面的专家进行评估，并对他们接种甲型肝炎和乙型肝炎联合疫苗，来预防各种原因导致的肝损害。

传染期

凡具有抗-HCV或血中检出HCV RNA者，均被认为有传染性。

感染控制

疫苗 尚无丙型肝炎疫苗可用。

禁止入园，对机构工作人员、其他儿童、父母的建议 除非有资料表明幼儿园发生丙型肝炎病毒传播，否则丙型肝炎病毒感染的儿童不需隔离。迄今尚无此类机构发生丙型肝炎病毒暴发的报告，也无提示幼儿园可能发生丙型肝炎传播的个案报告。严格执行预防血源病原体传播的标准预防措施，可防止丙型肝炎病毒在此类机构的传播。

（杨桂丽 译 邹 艳 校）

第33章

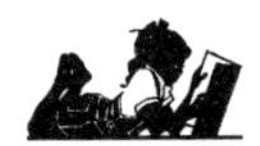

单纯疱疹病毒(龈口炎)

Richard J. Whitley

临床特征

单纯疱疹病毒感染导致的疾病谱很广，从无症状和良性感染（如热病性疱疹）到危及生命的疾病（如新生儿疱疹和单纯疱疹脑炎）。在免疫缺陷者，单纯疱疹病毒导致的感染可能比较严重。儿童单纯疱疹病毒感染的最常见特征是单纯疱疹性龈口炎，该病临床特征为口咽部疱疹性溃疡，伴有发热和口腔疼痛。口腔疼痛导致口腔不能摄入液体，故需住院治疗。

儿童单纯疱疹病毒感染的其他特征包括单纯疱疹性角膜结膜炎、在出生后 4 周内发生的新生儿单纯疱疹病毒感染和单纯疱疹性脑炎。免疫缺陷的儿童可活化潜在感染，从而导致严重的进展性颌面部疾病。

单纯疱疹病毒感染患者出现皮肤疱疹时对其他个体有很强的传染性。

病原体

单纯疱疹病毒有单纯疱疹病毒 1 型和单纯疱疹病毒 2 型两种血清型。Ⅰ型通常引起腰以上部位的感染，Ⅱ型通常引起腰以下部位的感染，但这种区别已变得不太常见。单纯疱疹病毒 1 型和 2 型都是疱疹病毒科的成员。该科的其他成员包括巨细胞病毒、EB 病毒、水痘 - 带状疱疹病毒、人类疱疹病毒 6 型、人类疱疹病毒 7 型和卡波西肉瘤疱疹病毒。疱疹病毒科的所有成员为大的 DNA 病毒，含有位于病毒核心内的双链 DNA。

流行病学

病原体来源　在频繁复制单纯疱疹病毒的个体，其感染性分泌物中可存在病毒。可检出单纯疱疹病毒的部位有水疱病变、龈口炎期间的口咽部、严重进展性疾病患者的活检组织、复发性生殖器疱疹发作期间的生殖道组织。最近用聚合酶链反应(PCR)在 1% 无症状人群的唾液中检出单纯疱疹病毒 DNA，在未能检出病损的生殖道分泌物中也检出单纯疱疹病毒 DNA。

高危人群　高危人群包括免疫缺陷的个体或分娩时患有生殖器疱疹病毒感染的妇女所生的婴儿。

传播途径　直接的人与人接触和性接触可传播单纯疱疹病毒。对病毒是否从非生物物体传给人类还不清楚。人与人的密切接触是目前所知的传播这种感染的唯一机制。

潜伏期　潜伏期为 3～5 天。

诊断

通常根据临床特征来诊断单纯疱疹病毒引起的感染。在大部分个体，可根据疱疹做出诊断；然而，可以用细胞培养方法分离病毒来确诊。对少见的新生儿单纯疱疹感染和单纯疱疹性脑炎的诊断往往比较困难。在这些个体从外周部位排出病毒往往比较罕见，因此，获取组织进行病毒分离非常重要。用 PCR 在脑脊液中检出病毒 DNA 是最理想的诊断方法，但试验需在有资质的实验室进行。

治疗

需要治疗的单纯疱疹病毒感染者包括新生儿患者、单纯疱疹病毒脑炎患儿和免疫缺陷伴复发性单纯疱疹病毒感染儿童。阿昔洛韦是首选的治疗药物，目前获准用于儿童的唯一剂型是供静脉注射的药物。有些医生使用口服阿昔洛韦、泛昔洛韦或伐昔洛韦来治疗龈口炎。

传染期

一旦开始静脉注射阿昔洛韦进行治疗，传染期为 4～5 天。然而，如不治疗，传染性可持续 3 周。

感染控制

疫苗 尚无疫苗可用。

禁止入园 患儿不应到幼儿园或学龄前机构上学，直至皮损结痂。

对其他儿童的建议 一旦儿童被感染，应避免人与人之间的接触，并避免与疱疹接触。为此，还应覆盖现有的疱疹。

对工作人员的建议 对有疱疹的皮肤更换敷料时，要严格洗手和使用手套，以预防病毒传播。发生复发性唇疱疹[热病性疱疹(fever blister)]的工作人员应覆盖皮损直至结痂，并告知他们要避免人与人接触，也避免触摸和(或)接触疱疹皮损。

对父母的建议 这种感染从一个儿童传给另一个儿童的可能性很低。

（周祖木 译 陈 浩 校）

第34章

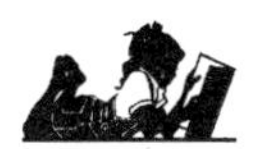

人类免疫缺陷病毒感染和获得性免疫缺陷综合征

Gwendolyn B. Scott

临床表现

感染人类免疫缺陷病毒Ⅰ型（HIV-1）可导致机体免疫系统的渐进性破坏，最终导致提示获得性免疫缺陷综合征（AIDS）的机会性感染、恶性肿瘤和其他疾病。在美国从1992年到2009年，向美国疾病预防控制中心报告的艾滋病患儿有5340例。这些儿童病例中大多数通过围生期传播获得人类免疫缺陷病毒（HIV）感染。据估计，美国每年约7000名HIV感染的孕妇分娩婴儿。如不使用抗反转录病毒药物治疗，有20%～30% HIV感染的孕妇可将HIV传给婴儿。然而，自1994年以来，使用齐多夫定结合其他有效的抗反转录病毒药物来预防母婴传播，明显降低了传播HIV的风险，同时减少了围生期感染AIDS的儿童数。在婴幼儿时期，这些儿童中有许多会到幼儿园上学。

儿童HIV感染为慢性多系统疾病，表现为多种并发症和疾病。在获得高效抗反转录病毒药物前，有10%～20%的儿童发生进展性疾病，在2岁内出现明显的免疫抑制，存活时间不超过4年，其余儿童有各种临床表现，平均存活时间为8年。然而，对HIV感染儿童的早发现、早诊断和积极的抗反转录病毒药物治疗，可减少早期并发症和延长存活时间。

随着高效抗反转录病毒药物的使用，HIV感染者的临床表现发生了很大变化。在出生时获得HIV感染的儿童，现已幸存到30多岁。早诊断、降低病毒载量、维护免疫系统以及对抗反转录病毒药物治疗的依从性，都是影响结果的重要因素。

对未经治疗的围生期HIV感染儿童，常见的早期临床特征包括乏力、消瘦，病因不明的慢性和反复腹泻，全身淋巴结肿大，肝脾肿大和腮腺炎症，持续性或反复口腔念珠菌病，以及各种反复感染，如中耳炎、肺炎、脑膜炎，这些疾病通常由细菌引起，但也可由病毒、真菌和寄生虫引起。

在婴幼儿，由HIV导致的中枢神经系统疾病主要表现为发育迟缓或发育缺陷。约10%感染的儿童发生进展性脑病，通常表现为明显的免疫缺陷、乏力、痉挛状态、头发育不良，脑CT扫描有脑萎缩和（或）基底神经节钙化的证据。在得到早期诊断并用高效抗反转录病毒药物治疗的儿童，很少发生该病。年长儿童可表现为学习能力障碍和注意力障碍。因此，发育检查是常规保健的重要部分，以期尽早发现这些疾病并对其进行干预治疗。有些儿童也可发生心肌病、肝炎和肾病。有约2% HIV感染的儿童发生恶性肿瘤，尤其是非霍奇金淋巴瘤。

AIDS是HIV感染的晚期疾病。其定义已被修订数次。该定义包括出现机会性感染、某些恶性肿瘤、反复严重的细菌感染、13岁以下儿童的淋巴样间质性肺炎、成人和青少年的CD4+淋巴细胞下降（$<200/mm^3$）。根据临床表现、免疫状况和描述的疾病谱，分别制定了儿童和成人的疾病分类系统。

伊氏肺囊虫（*Pneumocystis jirovecii*）导致的肺炎是AIDS最常见的机会性感染。其他常见的机会性感染包括念珠菌性食道炎、播散性巨细胞病毒感染、以及由禽结核分枝杆菌复合体引起的播散性分枝杆菌感染。肺结核和肺外结核是一个越来越常见的问题，尤其是某人群中的成人。在某些地区，AIDS人群中的结核病和耐多药结核病已成为重要的公共卫生问题。

病原体

HIV是一种致细胞病变的RNA反转录病毒，在自然情况下不感染其他动物。在实验室，非人灵长类动物（如猩猩）可感染HIV，但不发病。人类是唯一已知的HIV传染源。现已发现HIV有HIV-1和HIV-2两种。虽然这两种亚型都可导致AIDS，并出现临床综合征，但HIV-1是全球该病的主要病因。HIV-2在西非国家呈地方性流行，但在美国极为罕见。从不同个体分离的不同HIV-1分离物有明显的基因变异。HIV-1包膜基因的某些区域变异相对较快，从而产生许多毒株。

HIV通过病毒包膜糖蛋白与位于细胞表面的受体（CD4分子）之间的相互作用黏附于细胞上。感染的最常见细胞是CD4+淋巴细胞和单核细胞-巨噬细胞系统的细胞。一旦细胞感染HIV，则前病毒基因组整合到宿主细胞DNA中，发生持续性慢性感染。HIV有复杂的基因结构和大量调控基因来控制病毒复制的速率，但这种调控机制与感染细胞的相互关系尚未完全清楚。

流行病学

病原体来源　人类是唯一已知的HIV传染源。

高危人群　在美国，HIV感染和AIDS主要发生在青年人。目前获得HIV感染的最高危成人（和青少年）包括男男同性恋者（同性或双性恋者）、静脉吸毒者和使用可卡因者（后者与多性伴侣有关）、有多个性伴的男性或女性（其中有些人是高危人群）。在美国报告的所有AIDS病例中，1%～2%发生在儿童或青少年。HIV感染的最高危人群是感染的妇女所生的儿童。妇女的最高危人群是注射吸毒、使用可卡因、多性伴侣和高危男性的性伴侣。婴儿和儿童也可通过哺乳、嚼喂（premastication of food）或遭受HIV感染者的性侵而获得感染。有凝血因子疾病（如典型的血友病）和20世纪80年代中期接受凝血因子疗法的儿童或成人，是HIV感染和AIDS的高危人群。自20世纪80年代中期以来，在凝血因子浓缩物的安全性方面取得了重大进展，故1986年前未感染的血友病患者不再是经血液途径传播HIV感染的高危人群。经输血或血制品传播感染的HIV感染大部分发生在1985年前。此后对所有供血者进行了HIV抗体筛查，结果美国受检血液导致HIV传播的危险性估计为1/44万到1/66万。通常只有在供血者最近被感染和筛查时未产生可检出的HIV抗体，才会出现这种危险性。

传播途径 HIV感染可通过以下途径获得：①与感染者发生性接触，不管是同性还是异性；②静脉吸毒期间通过使用污染的针具直接注入感染的血液或组织，黏膜暴露，使用含有被血液污染的针具和尖锐物品刺入伤口、组织或器官移植，偶尔通过输血；③从感染的母亲传给子宫内胎儿，或者在分娩胎儿期间或在分娩后的哺乳期间发生围生期传播。在美国HIV感染的儿童中，围生期传播占总病例数的95%以上。在孕妇及其婴儿使用齐多夫定以减少HIV传播以来，美国和欧洲的围生期HIV感染已出现明显下降。在美国，使用齐多夫定结合其他抗反转录病毒药物的妇女中，发生围生期传播的危险性为1%～2%。

其他途径，如食物或水，污染物，以及家庭、工作场所或学校里的偶然接触导致的传播尚未发现。有几项研究显示，与家中HIV感染的成人或儿童共同居住的人不会传播，并对300名各年龄组儿童随访了1700多个成年人。然而，发现有6个与家庭传播HIV相关的儿童案例。虽然这些病例中大多数的传播途径不详，但经皮或静脉暴露于感染的家庭接触者血液是可能的。

咬伤是幼儿的一种常见行为。从一些感染者的唾液中可检出 HIV，但通过咬伤传播 HIV 是罕见的，且仅在伤口有带血的唾液才能发生传播。通过咬伤传播 HIV 的真正危险性很低。与传播 HIV 感染相关的体液包括血液、宫颈分泌物、精液和母乳等。

潜伏期　在成人，HIV 导致的急性自限性疾病可发生在感染后数周内。慢性疾病通常发生在感染后数年。约一半感染的成人在感染后 10 年才被诊断为 AIDS。在围生期感染的儿童，往往在 1～2 岁出现临床症状，但也可在数年后发生。对于其他类型的感染（如输血），AIDS 的临床疾病可能多年也不出现，也不能做出诊断。

诊断

对于有症状的 HIV 感染和 AIDS，可根据临床表现、血清学和免疫学检查并排除其他原因的免疫缺陷做出诊断。某些临床疾病或机会性感染可提示 HIV 感染的诊断。要在可靠的实验室进行检测，HIV 感染的血清学检测所需的敏感度和特异度高。实验室确证非常重要。对 2 岁或以上儿童，可先用 HIV 抗体试验检测，如阳性，再用蛋白印迹法（Western blot assay）或免疫荧光法确证来诊断 HIV 感染。对于 24 月龄以下婴儿，诊断更为复杂，因为 HIV 抗体检测阳性可能仅反映胎盘转移的被动母传抗体。24 月龄以下婴幼儿 HIV 感染诊断的标准方法是使用 PCR 检测 HIV DNA 序列。该方法对 6 周龄以内婴儿诊断 HIV 的敏感度为 95% 以上。HIV RNA PCR 也可用于该年龄组的诊断。对 HIV 婴儿和儿童检测前，应征得其父母或法定监护人的知情同意。

治疗

对 HIV 感染儿童的临床、神经学和免疫学状况需进行严密的医学观察。对大多数 HIV 感染的婴儿和儿童，需间隔 3～6 个月随访一次，但需根据临床表现而定。对 HIV 感染儿童应给予常规照料，包括疫苗接种，如果出现感染和发热，应及时就诊。治疗 HIV 感染的药物包括抗反转录病毒药物以及对伊氏肺囊虫和其他感染的预防性治疗。

美国儿科学会和美国疾病预防控制中心建议，对 HIV 感染儿童接种疫苗以预防其他疾病，接种疫苗应参阅目前的建议。简言之，对有症状和无症状的 HIV 感染儿童，应根据常规免疫程序接种百白破无细胞疫苗、灭活脊髓灰质炎疫苗、b 型流感嗜血杆菌结合疫苗、肺炎球菌和脑膜炎球菌结合疫苗、甲型肝炎和乙型肝炎疫苗。一般不接种活病毒（如口服脊髓灰质炎疫苗）和细菌疫苗（如卡介苗）。目前还缺乏有关 HIV 感染婴儿使用轮状病毒减毒活疫苗的安全性和效果资料。虽然麻疹可导致 HIV 感染儿童的严重疾病，甚至死亡，但对于不太严重的免疫缺陷儿童如发生 HIV 感染，建议接种麻疹 - 流行性腮腺炎 - 风疹联合疫苗。水痘疫苗仅用于 CD4 细胞为 15% 或以上的 HIV 感染儿童。对 6 月龄或以上儿童应每年接种流感灭活疫苗。由于有症状的 HIV 感染儿童对疫苗的免疫应答差，因此在暴露于疾病时，应考虑对这些儿童实施暴露后预防，如接种免疫球蛋白、水痘 - 带状疱疹免疫球蛋白。

有几种抗反转录病毒药物已获准有限制性地用于治疗儿童的 HIV 感染。这些药物包括核苷反转录酶抑制剂[齐多夫定（AZT）、去羟肌苷（DDI）、拉米夫定（3TC）、恩曲他滨（FTC）、司他夫定（D4T）、阿巴卡韦]、非核苷反转录酶抑制剂（奈韦拉平和依法韦仑）、蛋白酶抑制剂（利托那韦、福沙那韦、奈非那韦、洛匹那韦、阿扎那韦和地瑞拉韦）和进入抑制剂（entry inhibitor）（恩夫韦地）。儿童的临床试验显示，对有症状儿童的抗反转录病毒药物治疗可减缓疾病的进展、改善免疫状况、减少病毒载量和降低病死率。目前的指南建议所有 1 岁以下 HIV 感染儿童需要治疗，不管其临床症状或实验室检查结果，而对有 HIV 感染临床症状和免疫抑制证据的年长儿童也需要治疗。1 岁以上 HIV 感染儿童，如果无临床症状和免疫状况正常，且病毒载量低，可对其密切观察，但有些专家也建议对这些无症状儿童进行治疗。对 HIV 感染儿童的初始治疗应包括两种核苷反转录酶抑制剂和一种蛋白酶抑制剂，或者两种核苷反转录酶抑制剂和一种非核苷反转录酶抑制剂。药物治疗的依从性对治疗结果的成功非常重要。如果药物漏用或剂量不足，会产生对这些药物的耐药性，因此会治疗失败。对儿童早期感染和晚期疾病的合理治疗方法，正在进行临床试验。抗反转录病毒药物都有不良反应，其中许多药物与其他药物有相互作用，故需对儿童的临床和实验室指标进行密切观察。病毒载量以及 CD4 细胞计数和百分比至少每 3 个月检查一次，如果这些指标发生变化，检查需增加频次。HIV 感染及其并发症的治疗药物仍在发生迅速变化，故应尽量提出最新的建议。

对于有低丙种球蛋白血症（IgG 水平低于 250mg%）的 HIV 感染儿童，应每月使用静注免疫球蛋白（IVIG）。也有建议将其用于慢性支气管扩张儿童、居住在麻疹流行地区并对麻疹疫苗不产生抗体反应的儿童，以及严重的 HIV 相关的血小板减少症患者。

及时诊断和积极治疗机会性感染、维持营养状况、生长发育评估和良好的支持性护理是进行医学随访的重要部分。在确定 HIV 状况之前，对所有 HIV 高危儿童可使用 TMP-SMZ 来预防伊氏肺囊虫肺炎（PCP）；对所有 1 岁以内的 HIV 感染儿童，也建议使用 TMP-SMZ 来预防伊氏肺囊虫肺炎。对 1 岁以上的 HIV 感染儿童，可根据儿童的临床表现和免疫状况，确定是否连续进行伊氏肺囊虫肺炎的预防性治疗。对于非典型分枝杆菌感染（禽分枝杆菌复合体）、念珠菌属、单纯疱疹病毒和巨细胞病毒感染的预防性治疗，需根据免疫状况和临床表现而定。

传染期

由于 HIV 为慢性感染，故感染者可能终身有传染性。HIV 的传染程度依感染阶段和血液中的病毒载量（HIV RNA 拷贝数 /ml）而异。

感染控制

疫苗 目前尚无有效的疫苗来预防 HIV。

HIV 的暴露后预防 卫生保健人员遭针刺后暴露于 HIV 感染的血液而导致感染的危险性为 0.3%，而黏膜暴露后为 0.09%。对于儿童暴露于丢弃在公园、游乐场里和街道上的针具的危险性尚无大规模研究，但其危险性可能更低。如果发生这种暴露，或者儿童或成人暴露于 HIV 感染者的血液，受累的伤口或部位应使用肥皂和水充分冲洗，并将儿童或成人立即转给医生或转到附近的急诊室进行处理。在某些情况下，需使用抗反转录病毒药物进行暴露后预防，并在受伤后尽早使用。

禁止入园 应该让 HIV 感染的儿童入园入校，并在身体状况许可情况下参加各项活动。应由有资质人员（如儿童医生）根据个体身体状况来决定儿童是否入园。所考虑的因素包括儿童所接受的护理类型以及感染的儿童是否为暴露于严重传染病的高危人群。虽然在幼儿园从一名婴儿或儿童传给另一名婴儿或儿童的危险性难以确定，且根据已知的传播模式基本上是不可能的，但在讨论幼儿园 HIV 感染儿童时仍是一个重要的考虑内容。开放性皮肤损伤的幼儿，通常不应与幼儿园的其他幼儿在一起。由于神经系统疾病和发育迟缓伴有 HIV 感染，因此应根据发育阶段而非年龄安排合适的照护场所。应鼓励定期对儿童进行重新评估。美国儿科学会最近提出建议，以指导对此等场所儿童的评价。此外，应该对HIV感染儿童发生的其他传染病进行评估，以确定他们对该场所的其他儿童和成人是否具有危险性。学龄前儿童保健规划者应制定相关政策，要求在儿童发生传染性强的疾病，如麻疹、水痘、微小病毒B19感染（第五病）、结核病、隐孢子虫病或其他急性腹泻病时，要告知家长，以便家庭采取相应的措施来保护免疫缺陷的儿童。

对其他儿童的建议　研究表明，HIV感染的儿童和成人在家庭中不传播HIV，因此在幼儿园HIV不可能从一个儿童传给另一个儿童。不需采取特殊的预防性措施，但应根据上述建议对HIV感染儿童能否入园或返园进行仔细的逐例评估。在入园前，或在幼儿园儿童被发现感染后，对幼儿园儿童筛查HIV感染是不合理的。

对工作人员的建议　由于可能不知道儿童感染了HIV（或其他血源性感染性病原体，如乙型肝炎病毒），故所有幼儿园应该采取合理的政策和措施为学生处置鼻出血之类的事件，并对所有被血污染的表面进行清洁和消毒。虽然有随时可用的手套，但也可使用几层纸巾或折叠的布料以避免直接接触血液。应使用新配制的漂白粉溶液（1∶10）对血污染的表面进行清洗和消毒。为儿童喂食或擦拭不含血的分泌物，不需使用手套。然而，在更换不含血便的尿布时，除仔细洗手外，还应使用手套。良好的洗手习惯对预防HIV和其他传染病至关重要。所有工作人员应有相关感染控制措施的知识，并配备必要的物品。美国职业安全和卫生管理局（OSHA）已发布了有关雇员教育和处理血液和含血体液常规程序的法规。

直接照料幼儿园HIV感染儿童的工作人员需要了解相关知识，知道事实，并需尊重和维护儿童以及家庭的隐私权和信息的保密权；应告知的人数尽可能少。如要保留病历，则须保密。

对HIV感染工作人员的建议　美国儿科学会声明，HIV感染的成人如无开放性伤口、渗出性皮损或接触潜在感染性体液

（如血液）的其他疾病，则对幼儿园儿童无传染性。HIV感染的工作人员如有其他传染病，如活动性肺结核或喉结核、急性腹泻、疱疹性瘭疽，会传给幼儿园的其他人员，因此需对其进行评价，以确定相应的管理措施以及是否需要暂时性或永久性禁止入园。免疫缺陷的成人可能对幼儿园婴幼儿携带的感染性病原体高度易感，关于对这一工作有什么建议以及采取什么预防性措施，应该向医生咨询。

对父母的建议 由于幼儿园儿童中传播HIV感染的危险性仅为假设性，如有感染的儿童入园，不必立即告知其他儿童的家长。在发生特殊事件前，为家长提供有关传染病（包括HIV）管理的一般信息以取代特殊告知，可能更为合适。

（周祖木 译 卢 易 校）

第35章

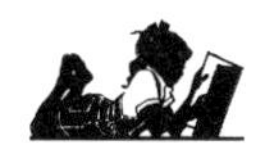

传染病单核细胞增多症

Ciro V. Sumaya

临床特征

EB 病毒的大多数感染主要发生在年幼儿童，但不会导致严重问题，也无临床症状。在某些情况下，可发生传染性单核细胞增多症，但其发生率并不很清楚。该病的典型临床表现包括发热、疲乏、颈淋巴结肿大、咽和扁桃体发炎、腹部器官（如肝、脾）肿大。临床症状可持续 1～2 周或更长。

在传染性单核细胞增多症发病期间，有时可发生重要的并发症，包括呼吸道疾病（肺炎、严重气道阻塞）、神经系统疾病（癫痫、脑膜脑炎、神经麻痹）和血液系统疾病（血小板减少和贫血）等。然而，实际上所有病例的病程短暂，可痊愈，无后遗症。据认为，该病毒也可导致以单独表现为特征的疾病，如咽部发炎或肺炎，而不是以传染性单核细胞增多症的表现出现。

病原体

EB 病毒是传染性单核细胞增多症的病原体，属于疱疹病毒科，该科病毒还可导致水痘（由水痘 - 带状病毒引起）和热病性疱疹（fever blisters）或生殖器疱疹（由单纯疱疹病毒引起）。

流行病学

病原体来源 据认为该病毒存在于唾液分泌物，因此可通过唾液交换的身体接触发生传播。

高危人群 病毒主要在儿童中传播，在封闭或拥挤的环境下传播可能更快。为什么这种病毒感染后通常不发病，仅累及年幼儿童，而在年轻成人很可能发生传染性单核细胞增多综合征，尚不清楚。如果家庭中的一个小孩发生传染性单核细胞增多症，则该家庭的另一个小孩发病的概率会增加，即使在最初病例发生后经过很长时间也是如此。有特殊免疫系统疾病的儿童或最近接受器官或骨髓移植的儿童，是严重传染性单核细胞增多症和其他由 EB 病毒感染所致临床表现的高危人群。

传播途径 一般认为病毒可通过唾液交换而传播。然而，该病毒的传播性没有其他疱疹病毒（如单纯疱疹病毒或水痘-带状疱疹病毒）强。通过血制品传播 EB 病毒并随后发生传染性单核细胞增多症样疾病是相对少见的。

潜伏期 传染性单核细胞增多症的潜伏期通常相当长，为5～7 周。如果通过输血暴露于 EB 病毒，潜伏期似乎可缩短数周。

诊断

根据下列三种情况做出诊断：①上述的典型症状和体征；②血常规检查显示淋巴细胞相对增加，出现异型淋巴细胞；③血清学检查提示有嗜异性抗体或反映急性感染的特异性 EB 病毒抗体。在年幼儿童（通常 4 岁以下）嗜异性抗体可能难以检出，故需检测特异性 EB 病毒抗体来证实诊断。

治疗

可采取简易措施来减轻症状和体征。可用解热药退热，减少活动，全身不适时卧床休息，这些都是对传染性单核细胞增多症病人的常见建议。患者出现脾肿大时，应避免接触性运动。当患者有严重并发症或其他严重临床表现时，有时也可使用皮质类固醇。然而，皮质类固醇治疗这种疾病的效果仍不十分明确。极少数患者因严重扁桃体炎症而发生明显的呼吸道梗阻，可接受紧急的扁桃体摘除术或插管。用阿昔洛韦抗病毒治疗可减少传染性单核细胞增多症患者唾液分泌物中的EB病毒数量，但不能明显改善症状、体征，也不能缩短病程。

传染期

传染期长短尚不清楚，因为传染性单核细胞增多症或其他类型的急性EB病毒感染患者在感染后从唾液间歇性排毒可长达数月。在传染性单核细胞增多症或其他类型EB病毒感染急性发作期间，唾液中的病毒量可达到高峰，与病毒滴度持续下降的恢复期后期或疾病消退后相比，将病毒传给密切接触者的可能性更大。

感染控制

疫苗 试验性疫苗正在研制中，但未普遍使用。

禁止入园 在患病或不能参加一般活动时，患儿被禁止入园。在大多数情况下，需隔离1～2周。

对其他儿童的建议 对幼儿园的其他儿童没有特殊的建议，但应遵循一般的卫生习惯，如可能污染了人的分泌物后要洗手，同时避免将玩具放在口中，也避免口对口接吻。

对工作人员的建议 对工作人员没有特殊的建议，但应遵循上述的一般卫生习惯。孕妇(及其未出生的婴儿)暴露于传染性单核细胞增多症患儿后，发生严重疾病的危险性非常低。

对父母的建议 家长(或医生)应将诊断告知幼儿园主管人员，并断言该病不易传播(如接触首例传染性单核细胞增多症病例后发生第二例或更多病例应该是罕见的事件)，以消除疑虑。

(周祖木 译 陈 浩 校)

第36章

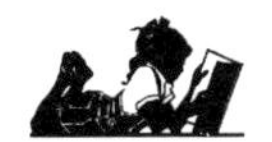

流行性感冒

Scott A. Halperin

临床表现

流行性感冒（流感）病毒引起的临床症状统称为“流感综合征”。在感染初期，发热、头痛、肌痛和畏寒等症状突出，也可出现眼部灼热感和流泪。在发病第3天，发热和全身症状消退，呼吸道症状（如咳嗽、流涕）开始出现，并逐渐明显。呼吸道症状一般持续3～4天，但咳嗽有时可长达1～2周。

流感病毒流行多发生于冬季，可在社区内迅速传播，导致大面积的旷工和旷课。年长儿童和成人通常出现肌痛、关节痛和头痛。年幼学龄儿童和学龄前儿童临床症状通常较为轻微，但可出现高热。婴幼儿住院率与老年人相似。继发性并发症在流感流行期间较为常见，但在儿童较为少见。流感病毒引起的原发性病毒性肺炎以及肺炎链球菌、流感嗜血杆菌和金黄色葡萄球菌引起的继发性细菌性肺炎，都可以发生。流感病毒感染可引起小儿哮喘和支气管炎。Reye综合征是儿童感染流感病毒的一种罕见但严重的并发症。

病原学

流感病毒属正黏病毒科，系有包膜的RNA病毒，目前已知有甲型、乙型和丙型三种。流感病毒的唯一特性是经常发生抗原变异。抗原变异主要与神经氨酸酶和血凝素两种外部糖蛋白有关。甲型流感病毒几乎每年都会发生抗原变异，小变异（抗原漂移）每年会发生，可引起流感流行。大变异（抗原转换）会引起大范围的严重疾病（大流行），如2009年H1N1猪型流感病毒株引起的大流行。乙型流感病毒也会发生变异，丙型流感病毒则不发生变异。这种抗原变异可使病毒避开免疫系统，导致流感病毒流行每年反复出现。

流行病学

病原体来源 在感染者的呼吸道分泌物中可检出流感病毒。

高危人群 由于流感病毒抗原成分的不断变异，人类每年对流感病毒持续易感。有慢性肺部疾病（如中重度哮喘，肺囊性纤维化和支气管肺发育不良）的儿童易感性较高。有严重心脏疾病、免疫抑制、血红蛋白病（包括镰状细胞病）、糖尿病、慢性肾功能衰竭以及代谢性疾病的儿童，病情大多较为严重。1岁以下健康婴儿因流感导致的住院率与老年人相似。

传播途径 流感可通过直接接触感染者的分泌物或经大小飞沫的气溶胶在人与人之间传播。

潜伏期 潜伏期为1～3天。

诊断

流感病毒感染的诊断可通过鸡胚或组织培养作病毒培养，也可用直接或间接免疫荧光法或酶联免疫法对鼻咽分泌物进行病毒检测。核酸检测如聚合酶链反应，敏感度更高，现正逐步取代培养法和其他快速诊断方法。然而，在流行期间流感主要依据临床表现做出诊断。

治疗

大多数感染流感病毒的儿童不需要特异性治疗。但有基础疾病的儿童，如有病情恶化风险时，建议抗病毒治疗。奥司他韦对甲型和乙型流感病毒有效，其口服制剂已获准用于1岁以上儿童。治疗最好在早期（发病后2天内）开始。扎那米韦为吸入性神经氨酸酶抑制剂，已获准用于7岁以上儿童，最好在发病后2天内开始使用，也有同样效果。早期使用金刚烷胺和金刚乙胺可有效缓解甲型流感症状。治疗通常持续3～5天，这主要取决于症状改善情况。但由于H3N2病毒株和2009年大流行的H1N1猪流感病毒株的广泛耐药，这些药物的效果有限。儿童流感治疗时，应避免使用阿司匹林或含阿司匹林药物，以免诱发Reye综合征。只有重症病例需住院治疗。

传染期

在发病前6天至发病后7天在感染者呼吸道分泌物中可检出甲型流感病毒，在发病前1天至发病后2周可检出乙型流感病毒。

感染控制

疫苗　建议对所有6月龄以上儿童接种流感疫苗。对于有慢性肺部疾病、中重度哮喘、支气管肺发育不良、肺囊性纤维化、严重心脏疾病、血红蛋白病、糖尿病、人类免疫缺陷病毒感染，接受免疫抑制剂治疗者、长期使用阿司匹林治疗的类风湿性关节炎或川崎病等高危儿童，接种疫苗尤为重要。建议对6～23月龄婴幼儿进行免疫接种，因为这些儿童流感相关的住院风险较高。目前美国建议对所有成人进行免疫接种。免疫接种对有严重免疫缺陷儿童的密切接触者特别重要，因这些儿童对疫苗的抗体反应可能不佳。对0～6月龄婴儿的密切接触者也建议免疫接种，因为这些婴儿流感相关的住院风险最高，而且由于年龄太小而又不能接种疫苗。应鼓励所有入托儿童、工作人员和家庭接触者接种疫苗，将其作为普遍接种流感疫苗规划的一部分。在儿童鼻腔内接种冷适应减毒活疫苗已被证明有效，这将有助于在儿童之间普遍接种流感疫苗。目前正在开展一项研究以确定健康儿童普遍接种流感疫苗是否会减少老年人的感染风险。

禁止入园 一旦流感传入幼儿园，则大多数儿童在出现症状前就已经暴露。因此，隔离流感患儿是没有必要的，应根据其病情来确定是否入园。然而，在流感大流行期间，因员工高旷工率和儿童因病缺课导致的高缺勤率，导致托幼机构关闭的现象并不少见。

对其他儿童的建议 家庭医生需对流感患儿的并发症进行观察。

对工作人员的建议 流感病毒通常通过儿童传播给看护人员。感染会在幼托机构迅速传播，大多数易感者会获得感染。作为普遍接种流感疫苗规划的一部分，对托幼机构的全体工作人员应每年接种流感疫苗，这一点非常重要。仔细洗手和关注呼吸道分泌物可以减少感染的传播。

对父母的建议 父母应知晓，对幼托机构的入托者及其家庭成员和接触者，应每年进行免疫接种。也应告知父母，发生流感暴发时，应监测流感引起的任何并发症或严重感染。在发生流感感染期间，应避免使用阿司匹林或含阿司匹林药物，以避免Reye综合征的发生。

（杨小伟 译 陈 浩 校）

第 37 章

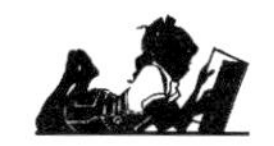

脑膜炎球菌（菌血症、脑膜炎、关节炎）

Eugene D. Shapiro

临床特征

在儿童，由脑膜炎奈瑟菌导致的最常见疾病是脑膜炎、败血症（伴有或不伴有败血性休克）、关节炎和肺炎，其中任一种可以单独发生，或与其中的一种或多种同时发生。在脑膜炎患儿，通常会出现发热、颈项强直、烦躁或昏睡，随后可发展为意识模糊和昏迷。脑膜炎球菌脓毒血症（伴有或不伴有脑膜炎）患儿可出现特征性皮疹，表现为小的扁平状红色斑点（瘀斑），在四肢和（或）躯干上的皮疹压之不褪色。患者偶尔会发生暴发性疾病，迅速发展为通常与出血性皮疹（暴发性紫癜）有关的败血型休克。

病原体

脑膜炎球菌感染由脑膜炎奈瑟菌引起。根据细胞壁外膜的不同特性，将这些细菌分为 10 多个血清群，其中 A、B、C、D、29E、W-135、X、Y 和 Z 血清群最为常见。美国的大部分感染由 B、C 和 Y 血清群引起。

流行病学

病原体来源　该病原体是人体口腔正常菌群的一部分。鼻咽部通常可携带这种病原体。任何时候都有 5%～10% 的无症状携带者咽部带有这种细菌。然而，在发生侵袭性脑膜炎球菌感染病例的幼儿园中，有 50% 或以上的儿童和成人可携带这种病原体。

高危人群 缺乏抗体或补体的儿童，或者脾切除或脾功能不全的儿童，感染的危险性较高。虽然暴露的儿童和成人为高危人群，但年幼儿童的危险性最高。

传播途径 病原体通过呼吸道飞沫或通过与带有细菌的其他人直接口腔接触而传播。虽然许多人担忧病原体会从感染的儿童传给其他人，但在大多数情况下，该人群中的其他人在指示病例发病前已带有细菌。事实上，患儿通常从其他无症状儿童获得细菌。

潜伏期 潜伏期为 2 天到数周。大多数获得病原体的感染者为暂时带菌（数周到数月），而不发生有症状的侵袭性疾病。大多数侵袭性感染者在暴露后 1 周内发病。然而，由于可能暴露于无症状携带者而非病人，因此往往不可能准确地确定暴露时间。

诊断

根据在脑脊液或血流中检出细菌，通常可以做出诊断。这要通过腰穿（脊椎穿刺）获得标本或采集血液标本进行细菌培养。咽部细菌培养对诊断的价值不大。

治疗

脑膜炎球菌感染患儿通常需住院，用静脉注射抗生素治疗。

传染期

发生脑膜炎球菌感染是整个幼儿园照料人员和学龄前儿童班级带菌率高的标志。因此，即使患病儿童在开始抗生素治疗后24小时内传染性明显下降，但在幼儿园其他无症状带菌儿童的病原体仍可以继续传播。

感染控制

疫苗 脑膜炎球菌结合疫苗含有血清群A、C、Y和W-135，在美国通常建议对10岁以上的所有儿童和2～10岁的高危儿童(如免疫缺陷者)接种这种疫苗。

禁止入园 患儿治疗痊愈后可返回幼儿园上学。

对其他儿童的建议 用利福平或头孢曲松进行化学预防，可有效消除脑膜炎球菌定殖。对同一房间被经常照料的所有其他儿童，应使用利福平或头孢曲松。使用利福平后尿液、眼泪和其他体液可产生黄色和红色。如儿童出现与脑膜炎球菌感染相符的发热和其他症状，应及时就诊。

对工作人员的建议 通常在同一房间工作的所有人员，应使用利福平、头孢曲松或环丙沙星。对孕妇可首选头孢曲松。在菌株出现耐药的某些地区，不推荐使用环丙沙星。工作人员如出现与脑膜炎球菌感染相符的发热或其他症状，应及时就医。

对父母的建议 对该人群中的所有儿童和成人应及时使用抗生素预防。最好要确定一名知识渊博的医生来指导这项工作。如果家长去咨询医生，可能会有几个相互矛盾的建议。由于化学预防的目的是消除整个群体的细菌定殖，其效果与使用药物的覆盖面和及时性直接相关。

家长应该认识到大多数儿童暴露后不会发病。然而，一旦出现与脑膜炎球菌感染相符的疾病症状[发热和(或)瘀点]，应及时带儿童去就诊。

(周祖木 译 陈 浩 校)

第38章

传染性软疣

Leigh B. Grossman   Vincent Iannelli

临床表现

传染性软疣是一种发生在浅表皮肤上的传染病，表现为2～5mm大小的丘疹，每个皮损处中央有一小的脐凹，在皮损中心挤压时可以排出典型的白色分泌物，传染性软疣的皮损通常有以下特点：

- 在儿童的面部、躯干和四肢出现小簇状皮损；
- 在性活跃成人的腹部、大腿内侧和生殖器部位出现群簇状的皮损；
- 在免疫功能缺陷人群（如艾滋病患者、器官移植受者等）可出现广泛性、持久性皮损。

在健康儿童皮损一般呈良性，无痛。病人通常也无其他症状。儿童有时在皮损周围可出现红斑、鳞屑和瘙痒，可称之为软疣性皮炎或软疣性湿疹。

皮损通常会在6～12个月内自然消失，但是在此期间有些儿童皮损有可能达到50个或更多。

病原体

传染性软疣病毒属于痘病毒科的一种。

流行病学

病原体来源 人类。

高危人群 免疫功能缺陷人群可以出现广泛性皮损，且皮损较大，对标准疗法有耐药性。特应性皮炎患者由于自身皮肤完整性遭到破坏以及喜好搔痒，故对本病易感性更高，并更易通过自身接种传播到其他部位。

传播途径 传播传染性软疣的途径是通过人与人直接接触传播，也可以通过污染物品（如毛巾）等间接传播，还可通过自身接种传播。

潜伏期 对潜伏期尚未进行充分研究，估计为2周至6个月。

诊断

传染性软疣通常根据皮肤丘疹以及中央有脐凹的典型临床表现而做出诊断，对于免疫功能缺陷者需进行活检以排除其他疾病。活检可以显示疣状小体，在皮肤浅层和从丘疹挤出的核心物质中可观察到嗜酸性粒细胞包涵体。需鉴别诊断的疾病包括隐球菌病、基底细胞癌、角化棘皮瘤、组织胞浆菌病、球孢子菌病和寻常疣等。如果儿童仅在生殖器部位出现皮损，应考虑遭性侵，还要与尖锐湿疣、阴道汗腺腺瘤相鉴别。对于生殖器部位有软疣的儿童，应对其他性传播疾病进行筛查。

治疗

因为本病为自限性感染，通常会在感染6～12个月后自然消失，所以对大多数患者来说不需要治疗。如果皮损很明显，播散很快，或儿童患有基础性特应性皮炎，有自身接种到其他部位的风险和（或）传播的风险，可以采用以下治疗方法：

- 冷冻治疗每个皮损
- 刮除每个皮损
- 激光治疗每个皮损
- 口服西咪替丁
- 局部使用鬼臼毒素乳膏、碘酊、水杨酸、氢氧化钾、维A酸、斑蝥素或咪喹莫特。

传染期

儿童如有可见的传染性软疣皮损，则有传染性。

感染控制

疫苗 目前还无有效的疫苗。

禁止入园 传染性软疣无危害性，患儿不需隔离，可到幼儿园或学校上学。

对其他儿童的建议 有新肿块或皮损的儿童应及时洗手，如发现新皮损，应及时就医。

对工作人员的建议 所有工作人员应该确保并尽可能使用纱布和（或）防水敷料覆盖皮损部位。工作人员在照料儿童时，应采取严格的洗手措施。

对父母的建议 所有父母应认识到，传染性软疣是一种良性皮肤传染病，如儿童出现任何新的皮损，要及时就医。如果其孩子有传染性软疣皮损，应尽可能使用纱布覆盖，或用防水敷料覆盖，以免传染给其他儿童和（或）自身其他未感染的部位（自身接种传播）。

（陈向阳 译 邹 艳 校）

第39章

流行性腮腺炎

Gregory F. Hayden

临床特征

流行性腮腺炎的临床谱广泛，从亚临床感染到累及多器官系统的严重疾病。一般根据唾液腺肿大伴明显的腮腺肿大做出临床诊断。流行性腮腺炎的其他特征可包括脑膜脑炎、耳聋（通常为单侧）、胰腺炎、关节炎、心肌炎、甲状腺炎、肾炎和肝炎等。20%～30% 的青春后期男性患者可发生睾丸炎，但在此等病例中只有约 25% 为双侧睾丸发炎，而且只有极少数患者发生进展性睾丸萎缩。

病原体

流行性腮腺炎由副黏病毒科腮腺炎病毒属的腮腺炎病毒所引起，该病毒在螺旋状核衣壳内含有单链 RNA，仅有一个血清型，但有多个基因型。

流行病学

自 1967 年流行性腮腺炎疫苗获准使用以来，美国报告的流行性腮腺炎病例数明显下降。2006 年美国发生了一起大规模的累及多个州的流行性腮腺炎暴发，主要发生在中西部大学生，有6500例流行性腮腺炎病例报告，而此前每年报告的病例数仅为200～300例。最近从2009年6月开始发生的流行性腮腺炎暴发是2006年以来美国最大规模的暴发，主要发生在东北部传统宗教团体中的青少年。2009年美国报告了2000多例流行性腮腺炎病例，2010年头9个月报告了2300多例流行性腮腺炎病例。

病原体来源 人类是唯一的自然宿主。

高危人群 在出生后头几个月很少发生流行性腮腺炎感染，但此后未接种疫苗的儿童暴露后发病的危险性高。2006年和2009年发生的流行性腮腺炎暴发主要累及青少年和青年人，其中许多人以前已接种过疫苗，提示疫苗诱生的免疫可能下降。在老年患者，发生流行性腮腺炎并发症（如睾丸炎、脑膜脑炎和关节炎）的危险性较高。

传播途径 病毒通过飞沫和直接接触患者的呼吸道分泌物而传播。

潜伏期 潜伏期通常为16～18天，但可为12～25天。

诊断

可使用病毒学和血清学方法来证实流行性腮腺炎的临床诊断。可用咽部、尿液和脑脊液标本培养流行性腮腺炎病毒，但病毒培养费用相对较高，故难以推广使用。反转录-聚合酶链反应（RT-PCR）现已用于检测流行性腮腺炎病毒抗原，但费用也高，也难以推广使用。还有几种血清学方法，如补体结合试验（CF）、中和试验（NT）、血凝抑制试验（HI）和酶免疫法（EIA）等也可以使用。如果恢复期血清标本的抗体滴度比急性期有明显升高，可以诊断为流行性腮腺炎感染。检出流行性腮腺炎特异性IgM抗体也提示近期感染。如怀疑和确诊流行性腮腺炎，应立即向当地卫生部门报告。

治疗

目前尚无特异性治疗方法。因此，治疗的选择仅仅是根据有无相关症状以及症状轻重而定。例如，可用热敷或冷敷以及对乙酰氨基酚镇痛药来减轻腮腺不适。优先选用清淡软食。仅对那些偶尔病情非常严重或有并发症并需要加强支持疗法的患儿建议住院治疗。例如，患有严重中枢神经系统疾病的儿童，可能需要住院治疗，卧床休息，使用解热镇痛药，仔细监测肠道外液体疗法。

传染期

患者在出现腮腺肿大前1～2天到出现肿胀后5天传染性很强。在出现腮腺肿大前7天内到发病后9天内，可从唾液中分离到病毒。

感染控制

疫苗 儿童1周岁后应常规接种流行性腮腺炎减毒活疫苗，一般在12～15月龄接种麻疹-流行性腮腺炎-风疹联合疫苗(MMR)或麻疹-流行性腮腺炎-风疹-水痘联合疫苗(MMRV)。在幼儿园预防儿童流行性腮腺炎主要是持续保持警惕，将所有15月龄或以上儿童接种流行性腮腺炎疫苗作为入园的必备条件。大多数受种者在接种单剂疫苗后，对流行性腮腺炎有长期的免疫力，在4～6岁接种第2剂可使免疫率达到最高，可为预防基础免疫失败提供额外的保护措施。

流行性腮腺炎活疫苗接种的慎用证和禁忌证包括免疫改变、对新霉素或明胶过敏反应、严重发热性疾病、妊娠、最近接受过免疫球蛋白制剂或血制品。对鸡蛋过敏者接种流行性腮腺炎疫苗时应格外小心，但大多数对鸡蛋过敏者使用麻疹-流行性腮腺炎-风疹联合疫苗是安全的。对感染HIV的儿童，如果免疫缺陷不严重，可建议接种麻疹-流行性腮腺炎-风疹联合疫苗。

禁止入园　由于最长传染期可延长到腮腺肿大后5天，故感染的儿童在这段时间应停学。其时，腮腺肿大会逐渐消退，流行性腮腺炎的任何特征也慢慢消退。然而，由于患者在腮腺肿大前往往已有传染性，同时隐性感染可能也有传染性，故努力采取隔离措施来控制传播通常是无效的。

对其他儿童的建议　第一步是要核实到幼儿园上学的其他儿童是否已按已有的幼儿园政策接种流行性腮腺炎疫苗。以前有流行性腮腺炎疫苗接种记录的儿童不太可能发病，可继续到幼儿园上学。在年幼儿童发生暴发可能性不大的情况下，对1～4岁儿童可考虑接种第2剂流行性腮腺炎疫苗（两剂之间的间隔最短28天），但疫苗对预防潜伏的流行性腮腺炎感染可能是无效的。

对未接种儿童的处理有些复杂。在暴露后使用流行性腮腺炎疫苗是否能预防或减轻疾病尚不清楚。然而，对该疫苗的不良反应少见，在暴露后接种疫苗不会增加潜伏流行性腮腺炎的严重性。如果暴露的儿童不是已潜伏的感染，则流行性腮腺炎疫苗接种可以保护儿童以防随后暴露于流行性腮腺炎。因此，对至少12月龄还未接种的儿童建议接种疫苗，尤其是已暴露仅有数天者。然而，家长必须了解，疫苗不能阻断潜伏流行性腮腺炎的进展。因此，如在免疫接种后还发生流行性腮腺炎，他们不会错误地指责疫苗。

对于1岁以下婴儿，疫苗接种不是合适的选项，因为血清阳转率较低，获得保护的可能性低。标准的免疫球蛋白制剂对保护机体预防流行性腮腺炎感染是无效的。当这些婴儿有可能发病和有传染性时，不能去幼儿园上学。因为患者在发生腮腺肿大前7天内就有传染性，且潜伏期长，可从12天到25天不等，因此这个政策要求对婴儿进行隔离，不能到幼儿园上学需3周或以上。由于婴幼儿的流行性腮腺炎通常不太严重，如果12月龄或以上儿童有详细的免疫接种记录，对其仅作简单的观察就可以了。然而，如果在婴幼儿中还发生其他流行性腮腺炎病例，则可强制实施严格的隔离政策。

对工作人员的建议 实际上，所有工作人员被雇佣时应提供书面的流行性腮腺炎疫苗接种史、医生记录的感染诊断或血清学免疫证据。对非高危的成人暴露者，接种1剂流行性腮腺炎疫苗被认为是合适的。对高危暴露者（如卫生保健人员、国际旅行者、其他高等教育机构（post-high school educational institutions）学生，应接种2剂疫苗。由于目前报告的年幼儿童流行性腮腺炎病例数相对较少，故大部分幼儿园工作人员暴露于流行性腮腺炎的危险性低。然而，如果在年幼儿童中报告病例数增加，则工作人员暴露于流行性腮腺炎的危险性也会增加，故可以考虑接种第2剂流行性腮腺炎疫苗。1957年前出生者通常被认为有流行性腮腺炎免疫的假定证据，因为这些人中大多数已患过流行性腮腺炎，并已产生自然免疫。然而，如果在年幼儿童中发生流行性腮腺炎更为常见，则1957年前未接种的工作人员，如果没有医生诊断流行性腮腺炎的病史或流行性腮腺炎免疫的实验室证据，应考虑接种1剂流行性腮腺炎疫苗。

如果到幼儿园上学的儿童被诊断为流行性腮腺炎，会导致工作人员发病，严格遵从上述政策可减少或消除这种情况。如果对出现这种病例没有充分准备，首先要做的是确定幼儿园工作人员是否易感染流行性腮腺炎。流行性腮腺炎皮肤试验对预测流行性腮腺炎的临床免疫是不可靠的，现已不再使用。如果流行性腮腺炎中和试验或酶联免疫吸附试验指标阳性，则强烈提示对流行性腮腺炎有免疫力，但这些试验并不总是易于进行。因此，确定可能的免疫力通常取决于简单的病史信息。以前已接种2剂流行性腮腺炎疫苗可以预示对流行性腮腺炎有免疫力，这种预测比较可靠，但并不完全准确。医生诊断的流行性腮腺炎预示对流行性腮腺炎有免疫力，也是比较可靠的。相反，无流行性腮腺炎病史不能预示对流行性腮腺炎易感。这些无病史的大多数成人因以前已感染或不知道已感染，因此对流行性腮腺炎有免疫力。1957年前出生的大多数人有免疫力，但如果这些人缺乏医生诊断的流行性腮腺炎病史或流行性腮腺炎免疫的实验室证据，则可考虑接种1剂流行性腮腺炎疫苗以增加保护作用。无流行性腮腺炎免疫接种史和流行性腮腺炎病史的年轻人，对感染的危险性相对较高，可考虑在暴露后接种疫苗，但要知道疫苗对预防潜伏的流行性腮腺炎感染可能是无效的。

对父母的建议　幼儿园儿童发生疑似（或确诊）流行性腮腺炎时，应告知父母。也应告知父母，只要已接种流行性腮腺炎疫苗，儿童发病的危险性很低。未接种疫苗儿童的父母应立即寻求医生的建议，为1岁以上儿童及时接种疫苗。也应鼓励父母证实自己以及家庭中其他年长儿童的免疫状况，尤其是不到幼儿园上学的青少年的免疫状况，必要时接种疫苗。

（周祖木 译　陈　浩 校）

第40章

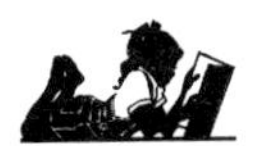

肺炎支原体(肺炎)

Ronald B. Turner

临床特征

肺炎支原体感染可导致各种呼吸道症状。肺炎是最常见的感染性疾病，其特征是有明显咳嗽和发热。与支原体感染相关的其他呼吸道症状是咽炎和细支气管炎。感染支原体的大多数学龄前儿童无此症状。

肺炎支原体很少引起各种非呼吸道疾病。感染肺炎支原体的患者可发生关节炎、心脏炎和各种神经系统症状。这些感染特征在年长患者一般比幼儿园儿童多见。

病原体

支原体为自生型微生物，可用琼脂和肉汤培养基培养。这些微生物中有4种可引起临床疾病。肺炎支原体可引起呼吸道疾病，人型支原体、生殖道支原体（M. genitalium）和解脲支原体（Ureaplasma urealyticum）可引起泌尿生殖道感染。

流行病学

病原体来源　感染的人是唯一已知的传染源。

高危人群　还不能确定获得感染的高危人群。镰状细胞病患儿感染后可导致严重下呼吸道疾病。

传播途径 传播机制尚不十分清楚，但据认为是通过大颗粒气溶胶在人与人之间传播，而小颗粒气溶胶在传播感染方面所起的作用不大。

潜伏期 支原体感染的潜伏期为2～3周。

诊断

由经验丰富的专业人员进行肺炎支原体培养相对易于成功。然而，该病原体生长缓慢，故在临床机构进行培养往往用处不大。血清学检测是肺炎支原体病原学诊断的基础。恢复期比急性期抗体滴度升高4倍或以上，或在典型疾病期间产生抗体升高，一般可诊断为急性支原体感染。用血清学方法检测肺炎支原体IgM抗体和用其他方法检测支原体抗原或核酸，对快速诊断急性感染都有足够的敏感度和特异度。也可以用聚合酶链反应进行诊断检测。

治疗

儿童支原体感染通常可用红霉素治疗。一般不需住院治疗。阿奇霉素对支原体也是有效的。

传染期

传染期尚不清楚。然而，受感染的个体在咳嗽期间应被认为有传染性。

感染控制

疫苗 尚无疫苗可用。

禁止入园 对感染支原体的儿童进行隔离是不必要的。

对其他儿童的建议 不需采取特异性预防措施。

对工作人员的建议 不需采取特异性预防措施。

对父母的建议 支原体感染的传播缓慢，不会导致幼儿园和学龄前机构的暴发。不需采取特异性预防措施。

（蔡彩萍 译 邹 艳 校）

第41章

美洲板口线虫(钩虫)

Jonathan P. Moorman

临床表现

美洲板口线虫(*N. americanus*)感染的初期表现包括瘙痒和烧灼感("着土痒"),随后在幼虫钻入皮肤部位形成丘疹或水疱。虽然许多感染者没有皮肤症状,但严重感染时可出现胃肠道症状,包括腹痛、厌食、腹泻和体重下降。美洲板口线虫感染的最大危害是慢性肠道失血导致的缺铁性贫血。贫血的严重程度不同,这取决于体内蠕虫数量和膳食中铁的摄入量。每条美洲板口线虫导致的失血量为平均每天0.03ml,与十二指肠钩口线虫感染相比,失血量较少。贫血可导致面色苍白、乏力、呼吸困难、心悸、心脏扩大和生长发育障碍。感染者也可能有低白蛋白血症、低蛋白血症、嗜酸性粒细胞增多等。在世界范围内的儿童和成人群体,感染钩虫后易导致血液、心脏和营养不良等疾患。

病原体

美洲板口线虫是人类两种最常见的钩虫之一,连同十二指肠钩口线虫(*A. duodenale*)影响着全球四分之一的人口。人类经皮肤接触受污染土壤中的感染期幼虫而获得感染。幼虫穿透皮肤,通过血液循环移行到肺部,穿过肺泡壁,爬升至气管。然后这些幼虫被吞下并移动到小肠，并附着在十二指肠和空肠黏膜上，发育成成虫。成虫交配后，雌虫产卵，每天在粪便中排出成千上万的虫卵。在适宜环境条件下，虫卵经孵化，随后幼虫发育成感染期幼虫。这个过程在土壤中一般需要5～10天，在此期间，虫卵和幼虫对人无感染性。

流行病学

病原体来源 钩虫在许多热带和亚热带地区持续呈地方性流行。美洲板口线虫是美国南部、中南美洲、加勒比海、非洲中南部以及南亚的优势种群。在有粪便污染和环境条件有利于钩虫卵发育的地区，钩虫呈地方性流行。在被人粪污染的土壤中可发现感染期幼虫，一般通过直接接触（往往是赤脚接触）土壤引起传播。虽然十二指肠钩口线虫的感染期幼虫通过食物并有可能通过母乳传播，但美洲板口线虫则不会通过这些途径传播。

高危人群 在钩虫流行区，如直接接触被粪便污染的土壤，则有感染钩虫的风险。由于孩子赤脚走路和在泥土中玩耍的机会多，故他们感染钩虫的可能性也大。然而，由于幼虫需在土壤中发育后才有感染性，故钩虫不会直接在人与人之间传播。因此，托幼机构不会增加儿童钩虫感染的风险。

传播途径 通过接触含有感染期幼虫的土壤经皮肤传播。幼虫需要5～10分钟接触才能穿入皮肤。

潜伏期 从感染美洲板口线虫到粪便中排出虫卵的时间为40～60天。从暴露到出现临床症状之间的时间也有很大不同，有些人在急性感染后20～45天出现胃肠道症状。

诊断

通过检出粪便中的特征性钩虫卵做出诊断。一般情况下，美洲板口线虫的虫卵与十二指肠钩口线虫的虫卵难以区别。通过粪便涂片直接镜检，可检出大多数中重度钩虫感染。然而，轻度感染可能需要浮聚法(如硫酸锌漂浮法或甲醛 - 乙醚漂浮技术)检查。虽然幼虫或成虫在粪便标本中罕见，但用 Harada-Mori 粪便培养法可在粪便标本检出幼虫，现这种技术很少用于诊断。

治疗

在钩虫感染呈地方性流行和反复感染常见的国家，通常对轻度感染不进行治疗。在这些国家钩虫感染通常可用甲苯达唑、阿苯达唑或双羟萘酸噻嘧啶治疗。虽然双羟萘酸噻嘧啶和阿苯达唑是推荐的药物，但美国食品药物管理局认为是本病的研究性药物。这些治疗方案似乎有很好的耐受性，但对 2 岁以下儿童的治疗经验有限，对这个年龄组儿童的治疗，应根据个体情况并在确定治疗的潜在风险和利益后做出决定。在治疗 1～2 周后，应重复检查粪便，如果钩虫感染持续存在，应进行再次治疗。除使用驱虫剂治疗外，对严重贫血患者应补充铁制剂。

传染期

如果不治疗，钩虫感染，特别是由美洲板口线虫引起的感染，可能会持续多年。随着时间的推移，排出的虫卵会逐渐减少，故个体的传染性可能会下降。

感染控制

疫苗　尚无疫苗可用，但目前有几种候选疫苗正在研究中。

禁止入园　感染钩虫的儿童不需隔离。因为随粪便排出的虫卵无传染性，人与人接触不会传染，故感染的儿童不需禁止入园。

对其他儿童的建议 其他儿童只有接触到含有感染期幼虫的土壤才能感染钩虫。与许多其他肠道病原体不同，如果不慎吞下含有钩虫卵的粪便，则他们不会被感染。因此，在托幼机构发现有儿童感染钩虫时，不需对其他儿童采取额外的预防措施。

对工作人员的建议 应指导工作人员掌握减少病原体粪-口传播的方法，包括良好的洗手措施和适当的粪便处置方法。显然，儿童不应在游乐场地大便，这些地方的土壤被粪便污染后可能会导致疾病，故严禁儿童赤脚走路或在泥土里玩耍。

对父母的建议 应该告诉父母，钩虫在人与人之间的传播风险极低。如果当地入托者有钩虫感染，则应与所有家长讨论对粪便进行卫生处理的必要性和钩虫通过污染的土壤传播的可能性。

（张利华 译 潘会明 校）

第42章

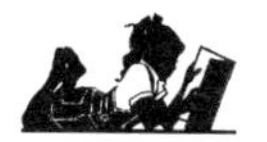

乳头瘤病毒(疣)

David A. Whiting

临床特征

在婴儿和年幼儿童发生疣罕见，12～16岁为发病高峰。疣是表皮内肿瘤，可累及皮肤和黏膜，由一种称为人乳头瘤病毒(HPV)的DNA病毒所引起。

寻常疣(verruca vulgaris)：这种疣表现为丘疹，表面粗糙，角化明显，质硬，直径1～12mm，通常为散在性，但也呈融合性。往往留下由已形成血栓的毛细血管导致的黑色斑点。可发生在身体各个部位，但以手背、手指和膝部最为多见。65%的疣在2年内自然消失。

扁平疣(verruca plana)：扁平疣为多发性小皮损，呈棕褐色或正常肤色，为扁平、圆形或多角形，直径1～5mm，多见于面部、手背和前臂。

跖疣(verruca plantaris)：跖疣为转化的、界线清楚的角化性扁平丘疹，足底往往有毛细血管血栓导致的黑色斑点。疣阻断了皮肤的自然纹路，通过裂开面与周围皮肤分离。跖疣可为单个、多个或呈镶嵌疣(mosaic)。在学龄前儿童罕见。

性病疣(尖锐湿疣)：性病疣可表现为多个点状丘疹，呈单个或融合性，分布于生殖器和肛门或其周围。如在儿童发生性病疣，应考虑到被性侵的可能性。

病原体

乳头瘤病毒属乳多空病毒科，为小的双链 DNA 病毒，具有宿主特异性。乳头瘤病毒有 130 多个型，可用斑点杂交技术检测病毒基因组来鉴定人乳头瘤病毒。导致各种疣的最常见的病毒如下。

寻常疣：乳头瘤病毒 2 型和 4、29、57 型。

扁平疣：乳头瘤病毒 3、10 型。

跖疣：乳头瘤病毒 1、2、4、10 型。

性病疣：乳头瘤病毒 6、11、42、54 型（乳头瘤病毒 16、18、31 和 45 型导致的性病疣少见，但具有致癌性，在青少年和成人可导致发育不良）。

流行病学

病原体来源 其他人。

高危人群 12～16 岁学龄儿童或免疫缺陷个体为高危人群。吸毒儿童可发生生殖器疣。

传播途径 可通过直接接触感染的个体，污染物体的间接接触和直接的环境接触以及自体接触，来传播疣。

潜伏期 潜伏期 1～20 个月，平均 4 个月。

诊断

通常可以根据临床表现做出诊断，在刮下角质表面后如在其中见到黑色斑点可以确诊。根据活检有时也可做出诊断。检出乳头瘤病毒 DNA 可以确诊。

治疗

可在门诊进行局部治疗。不需住院，除非是非常广泛的尖锐湿疣。没有特异性的抗病毒治疗。但在有些病例，在病灶内使用α2b干扰素获得成功。尖锐湿疣可用咪喹莫特乳膏(imiquimod cream)治疗。

寻常疣：可用光电干燥法和刮除术(curettage)、冷冻手术、角质剥脱剂(keratolytics)、一氯醋酸或二氯醋酸以及激光手术等。

扁平疣：冷冻手术、一氯醋酸或二氯醋酸、光电干燥法和刮除术、局部维A酸和咪喹莫特乳膏。

跖疣：角质剥脱剂、光电干燥法和刮除术、甲醛浸泡、激光手术。冷冻手术在治疗足底时有疼痛。

性病疣：溶于安息香复方酊剂的25%鬼臼树脂或鬼臼毒素、咪喹莫特乳膏、一氯醋酸或二氯醋酸、冷冻手术、光电干燥法和刮除术、激光手术。

注意在儿童建议采取观望态度，因为大多数疣会自然消失，而且疣的治疗往往呈破坏性，有疼痛，易导致瘢痕。通常建议采用尽可能小的破坏疗法。

传染期

传染期的持续时间还不清楚，但事实上有病损就有传染性，传染期可持续数月或数年。

感染控制

疫苗 有两种疫苗已获得美国食品药品管理局(FDA)批准，可用于预防乳头瘤病毒感染，并建议在首次性生活前使用疫苗。两种疫苗含有乳头瘤病毒 16 和 18 型，这两个型可导致宫颈癌病例中的 70%；其中一种疫苗还含有乳头瘤病毒 6 和 11 型，这些型通常可引起生殖器疣。

禁止入园 隔离是不必要的，如果可行的话，最好覆盖疣。

对其他儿童的建议 要观察有无发生疣，必要时对其进行治疗。

对工作人员的建议 要观察有无发生疣，必要时对其进行治疗。

对父母的建议 要观察有无发生疣，必要时对其进行治疗。

（周祖木 译 卢 易 校）

第43章

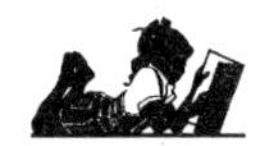

副流感病毒

Scott A. Halperin

临床表现

副流感病毒可引起儿童的上、下呼吸道疾病，上呼吸道感染伴发热是副流感病毒感染的最常见特征，主要表现为鼻炎、支气管炎、咽炎，可有低热，与其他病毒引起的普通感冒相似。

副流感病毒是引起哮吼的最常见病原体，该病的特征是声音嘶哑、犬吠样咳嗽和吸气性喘鸣。副流感病毒也是引起细支气管炎、支气管炎和肺炎的重要原因。副流感病毒引起的哮吼暴发通常发生在秋季，但散发病例全年都可发生。副流感病毒可发生再次感染，但再次感染时通常症状较轻。

病原体

副流感病毒属副黏病毒科，为有包膜的 RNA 病毒。虽然该病毒与流感病毒相似，但其抗原较为稳定。目前有 4 种抗原类型可以引起人类疾病。副流感病毒 1 型和 2 型是引起哮吼的最常见原因，副流感病毒 3 型是引起肺炎和细支气管炎的重要原因。副流感病毒 1、2 和 3 型也可引起普通感冒的症状。副流感病毒 4 型只引起极轻的上呼吸道疾病。

流行病学

病原体来源　副流感病毒通过人与人密切接触或通过感染者的呼吸道分泌物而传播。动物中也存在副流感样病毒，但此等病毒不引起人类感染或疾病。

高危人群　婴幼儿对副流感病毒普遍易感，绝大多数儿童在6岁前都已感染过4种类型的副流感病毒。疾病的严重程度取决于副流感病毒的类型、儿童年龄以及属原发感染还是再次感染。免疫功能缺陷者可发生长期的严重感染。

传播途径　副流感病毒通过人与人直接接触、吸入大的飞沫或接触污染的鼻咽分泌物而传播。

潜伏期　潜伏期为2～4天。

诊断

由于对副流感病毒感染治疗为非特异性，仅进行对症治疗，故通常没有必要进行特异性病毒学诊断。某些副流感病毒具有流行特征，故可根据当时社区里发生的主要病毒感染类型进行判别。必要时，可通过组织培养分离病毒来做出副流感病毒感染的病毒学诊断。也可通过直接或间接免疫荧光技术、抗原检测或核酸检测（如聚合酶链反应）等方法来检测感染者分泌物中的病毒做出诊断。随着多重PCR检测技术的发展，对单份标本可同时进行多种呼吸道病原体检测，故对副流感病毒感染的特异性诊断会愈加常见。

治疗

对于副流感病毒感染尚无特异的抗病毒治疗方法。大多数副流感病毒感染具有自限性。然而，副流感病毒引起的下呼吸道感染可导致严重疾病，并需要住院作支持性治疗。吸氧，肾上腺素，口服、经肠道外应用和雾化吸入类固醇是治疗某些哮吼患者的有效方法。

传染期

根据副流感病毒类型的不同，潜伏期为4～21天。

感染控制

疫苗　目前尚无疫苗可用，但已有几种候选疫苗进入临床试验阶段。

禁止入园　隔离副流感病毒感染儿童是没有必要的。

对其他儿童的建议　无特异性预防措施。

对工作人员的建议　无特异性预防措施。

对父母的建议　无特异性预防措施。

（杨小伟 译　陈　浩 校）

第44章

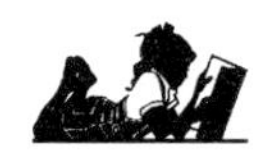

微小病毒B19（第五病，传染性红斑）

William C. Koch

临床表现

人类微小病毒B19感染最常见的临床表现是良性的儿童出疹性疾病，也称传染性红斑或“第五病”。传染性红斑往往发生在学龄儿童，发病的高峰季节为冬末春初。该病前驱期有低热和头痛、全身不适和肌痛等非特异性症状。前驱期仅持续数天，随后出现特征性皮疹。皮疹开始出现在面部，呈红色，密集对称，使患儿有“拍面颊”的表现。然后出现红斑、斑丘疹，并扩散到躯干和四肢。随着皮疹的扩散，可形成中央清晰外周呈网状或花边状的皮疹，特别是在手臂和腿部。手掌和足底一般皮疹稀少，一旦出现皮疹，儿童几乎开始感觉已好转，如有发热，也开始消退。皮疹可以持续数周，并在各种刺激下（如阳光暴露、热水浴或运动）可以复发。

微小病毒B19也可引起一些特殊人群的严重疾病，包括成人的急性自限性关节病综合征、慢性溶血性贫血患者（如镰状细胞贫血和遗传性球形红细胞增多症）的暂时性再生障碍危象、孕妇的胎儿水肿和死胎、免疫受损成人和儿童的慢性贫血等。业已报告，感染这种病毒后往往发生无症状感染和非典型皮疹（麻疹样皮疹、瘀点、紫癜等），包括称之为丘疹-紫癜性“手套和袜子”综合征的罕见皮肤综合征，其特点是发热、手和足出现水肿和瘀点。尚无证据表明微小病毒B19能引起先天性畸形。

病原体

微小病毒B19为小的单链DNA病毒，是已知感染哺乳动物细胞的最小的DNA病毒之一。该病毒没有外膜，相对耐热，对消毒剂有一定抵抗力。微小病毒B19属微小病毒科，该病毒科还包括多种动物病原体，但该病毒只感染人类。微小病毒B19只有一个血清型。

流行病学

病原体来源 感染者在病毒血症期有传染性。在这一时期，可以在呼吸道分泌物中检出病毒，表明这些分泌物与传播有关。对传染性红斑患者来说，传染发生在前驱期，在皮疹出现之前。由微小病毒B19导致的再生障碍危象或慢性贫血患者，临床上可发生病毒血症，并且较为严重。

高危人群 还没有发现获得微小病毒B19感染的高危疾病。虽然这种传染病在学龄儿童中最常见，但可通过家庭接触传播给他们的弟弟妹妹，从而传入幼儿园或学龄前机构。有些人群感染微小病毒B19疾病后易发生严重后果，这些人群包括慢性溶血患儿，免疫缺陷患者(包括人类免疫缺陷病毒感染者)和孕妇等。

传播途径 该病毒通过密切接触传播，也可经呼吸道分泌物传播。易感的家庭接触者二代发病率为30%～50%。在学校暴发时，二代发病率各不相同，为10%～60%。传播的潜在机制包括直接的人与人接触，大颗粒和小颗粒飞沫以及污染物品(共用物品和物体表面，如玩具、门把手等)的传播。也可通过血液或血液制品传播。

潜伏期 据报告，传染性红斑的平均潜伏期为4～14天，报告的最长潜伏期为28天。但成人微小病毒B19感染的实验结果表明，根据皮疹的出现时间，潜伏期为17～18天。这与大多数研究观察到的病人与病人间隔6～14天的报告相一致。微小病毒B19相关的再生障碍危象的潜伏期一般较短，通常为6～8天，与暴露后发生病毒血症的时间相吻合。

诊断

传染性红斑通常根据临床表现做出诊断。可以通过检测血清的微小病毒B19抗体做出确诊。对急性感染可用最可靠的单次试验来检测微小病毒B19 IgM抗体。抗体可在感染后8～10天检出，并持续2～3个月。也可以通过检测B19 IgG抗体从阴性转为阳性进行诊断。IgG抗体在IgM抗体出现后数天便可检出，并持续终生。在商业化实验室和一些州卫生部门有开展这些血清学检测。免疫缺陷病人不能产生特异性抗体，故通常需要通过核酸杂交或聚合酶链反应（PCR）检测病毒DNA进行诊断，这些试验可在参比实验室进行。

治疗

由于绝大部分传染性红斑患者可以痊愈，无后遗症，故不需要治疗。再生障碍危象患者通常需要住院，给氧和输血等支持性治疗，直至红细胞压积和血红蛋白恢复到原来水平。没有可用的抗病毒药物。虽然有报道使用免疫球蛋白制剂可改善免疫缺陷儿童的微小病毒B19病情，但在进行对照研究之前，不推荐免疫球蛋白制剂用于孕妇的治疗和暴露后预防。

传染期

传染性红斑患儿在前驱期可从呼吸道分泌物检出病毒，有传染性，持续1～6天。这段时间可能被忽略，但通常发生在皮疹出现前7～10天。在出现皮疹时可产生病毒特异性抗体。一旦出现皮疹，患儿不再具有传染性。

感染控制

疫苗　没有可用的疫苗。

禁止入园　由于传染性红斑患儿在出疹和临床诊断后可能无传染性，故不应禁止传染性红斑患儿入园。再生障碍危象患儿表现为发热和贫血时具有传染性，并可持续较长时间。此等患儿最好住院治疗，直至血液学状态稳定。这些患儿应在出现症状后至少隔离1周，此后才能进入托幼机构。

对其他儿童的建议　一旦确认托幼机构发生传染性红斑暴发，就应该告知暴露儿童的家长，感染微小病毒B19可导致严重并发症(慢性溶血性疾病、免疫缺陷等)。他们可以咨询儿科医生，听取其建议。一般不建议采取禁止入园的政策。

对工作人员的建议　尚无研究表明洗手、玩具和环境表面消毒对预防微小病毒B19传播的效果；但是仍建议要洗手和仔细处理呼吸道分泌物。

当确定托幼机构发生传染性红斑暴发时，成人工作人员有被感染的风险。这对妊娠妇女非常重要。大约50%的成人会出现血清学阳性，也就是对感染有免疫力。如果孕妇被感染，微小病毒B19引起严重后果(如流产)的风险较低，大规模前瞻性研究估计风险为1.6%～6%。妊娠前5个月发生感染的风险最高。妊娠的工作人员应该知道通过充分洗手、避免共用餐具等方法以减少暴露。如有可能，可用血清学方法检测微小病毒B19 IgG抗体，这有助于确定这些孕妇是否有免疫力。如需了解更多微小病毒B19暴露风险和管理的信息，应该联系卫生保健人员。此外，不推荐对怀孕工作人员实施隔离的常规政策。

对父母的建议 一旦确定托幼机构发生传染性红斑暴发，应告知儿童家长在托幼机构和家庭易感接触者中传播病毒的风险。也应该告诉他们该病基本上为良性，如有基础疾病则风险高。如需了解更多微小病毒 B19 感染信息的家庭，应向卫生保健人员或当地卫生官员求助。

（潘会明 译 周祖木 校）

第45章

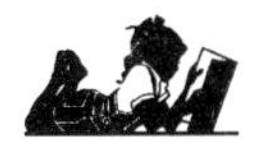

虱病(虱)

David A. Whiting

临床表现

所有虱病的特征性表现是皮肤瘙痒。皮肤剧烈瘙痒通常在夜间更严重，可导致皮肤抓破、苔藓样变、色素沉着、继发感染和淋巴结肿大。实际上虱叮咬相对不疼痛，但可引起小红斑。这些小红斑可在数小时或数天内发展为丘疹，在敏感的人可立即引发风团。虱的卵或卵囊牢固地附着在人的头发和衣服中，外观通常呈半透明。卵比虱子往往更容易被发现。

头虱：在头部枕区和颞区瘙痒最严重。虫卵可黏附在这些部位头皮上的头发。皮肤抓破伴继发性感染和淋巴结肿大是常见的，可导致头发杂乱，无光泽。引起继发感染的常见侵入细菌包括金黄色葡萄球菌和A群化脓性链球菌。

体虱：体虱仅在卫生条件差的环境中生存，因此在不能保持基本个人清洁标准的无家可归或流离失所人群中常被发现。虱子寄居在衣服上，并在衣服内缝里产卵，有时在体毛上产卵。全身可出现针尖样红色斑疹、丘疹、风团、皮肤抓破、继发性感染，还可出现色素沉着。值得注意的是，体虱是流行性斑疹伤寒（又称虱传斑疹伤寒，由普氏立克次体引起）、战壕热（由五日热立克次体引起）和虱传回归热（又称欧洲回归热，由回归热疏螺旋体引起）的传播媒介。体虱是鼠型斑疹伤寒人传人的媒介，也是莫氏立克次体引起地方性斑疹伤寒（又称蚤传斑疹伤寒）的媒介。

阴虱：阴虱不仅侵扰阴毛，也累及大腿、腹部、胸部、乳房和腋窝等邻近部位的毛发，有时累及眉毛、睫毛和头皮的毛发。可发生激烈瘙痒以及皮肤抓破和湿疹化。有时在下腹部和大腿上部出现蓝灰色斑点（又称青斑）。

病原体

虱目的吸血虱类是背腹扁平、无翅的昆虫，其中有两种为人类专性寄生虫。一类是人虱，长3～4mm，在人体有两种，即头虱和体虱，头虱累及头皮，体虱累及身体。另一类是阴虱，长2～3mm，需吸附于体毛上。

流行病学

病原体来源 病原体来自人体。

高危人群 头虱：年龄和性别：通常3～10岁儿童头虱流行率最高，无性别差别。在青少年和成人中，女性受累更多。社会经济和种族因素：头虱可侵袭所有社会阶层和所有种族的人群，但对北美黑人侵扰较少。缺少梳妆打扮：精神残疾者和复杂发型者因清洗和梳理不足，导致头虱流行率高。

体虱：社会经济因素：体虱仅发生于无固定居所和无法进行个人清洁卫生的经济贫困人群。术语“流浪汉病”其意自明。个人卫生缺乏：慢性病患者或不能照顾自己的精神残疾者也可被体虱侵扰，生活在该环境下的儿童也可被侵扰。

阴虱：儿童一般不会发生性传播疾病，但如儿童的睫毛和头发有阴虱或虫卵，表明有受性侵害的可能。

传播途径 发生直接传播常见，但虱子离开人体后可以生存至少一周，因此也可发生间接传播。

头虱：最常见的传播方式是头与头的直接接触，特别是在睡觉拥挤的地方。头虱还可以通过侵扰头饰、毛巾、发刷、梳子、枕头、床上用品和耳机等传播。

体虱：体虱可通过人与人的直接接触传播或者接触侵扰衣物或床上用品而传播。

阴虱：阴虱通过人与人的直接接触传播，有时也可通过侵扰毛巾和床上用品而传播。

潜伏期 头虱和体虱从产卵到成虫的潜伏期是17～25天，阴虱是22～27天。

诊断

用Wood灯检查发现头发或衣服上呈浅蓝色荧光的活虱或卵，或在皮肤、毛发或衣服上发现真实的虱子，即可做出诊断。剧烈瘙痒、皮肤抓破、继发性感染和淋巴结肿大等临床症状有助于诊断。

治疗

门诊治疗即可。

头虱：首选的治疗方法是用洗发剂清洗头发后，用1%氯菊酯乳剂涂抹头发和头皮，保留10分钟，然后用清水冲洗干净。另一种方法效果相对较差，是用1%林丹洗发精28～56mg涂抹到干头发上并充分掺和，然后加少量水揉搓直至形成泡沫，保留4分钟，然后彻底冲洗，并迅速吹干。各国所用的有效杀灭虫卵的方法是用0.5%马拉硫磷洗液，一次性涂抹至头皮，保留8～12小时。一种消除虫卵的方法是用含8%甲酸的洗发水，再用金属梳子篦掉虫卵。虱子梳也是有效的。目前，据报告对除虫菊酯耐药的虱侵扰的病人数逐渐增加。有单剂口服伊维菌素(一种驱虫剂)治疗头虱成功的逸事报告。必要时，这些治疗可以每周重复一次。

体虱：目前的治疗是对衣物和床上用品进行杀虫，并用1%的林丹洗液从头到脚涂抹，并保持8～10小时，年幼儿童保持6～8小时。理想的方法是5%氯菊酯药膏外用。

阴虱：一种治疗方法是用1%林丹洗剂从颈部到脚涂抹，保持8～12小时。另一种方法是用5%林丹洗剂涂抹在侵扰的毛发区域，使用方法与用于头皮的方法相同。还有一种方法是用1%氯菊酯乳液冲洗，也可以用0.5%马拉硫磷冲洗。

应使用吸尘器彻底清空地板上、游玩区和家具上的毛发。床垫和家具可以喷洒除虫菊酯和拟除虫菊酯。所有衣物和床上用品以及头饰可用洗衣机、烘干机或干洗消毒。衣服也可以装袋并密封在密闭的塑料袋中，持续2周。梳子和刷子应在2%的煤酚皂溶液浸泡1～2个小时，或在水中煮沸10分钟。梳子、刷子、梳理用品、毛巾、海绵以及洗脸毛巾不能共用。对继发性感染可用适当的敷料和抗生素治疗。

传染期

如儿童身上有活虱或活卵，就有传染性。

感染控制

疫苗 尚无可用的疫苗。

禁止入园 一旦发现虱子并进行了有效治疗，则不需禁止入园。

对其他儿童的建议 对未患病儿童检查搔痒结果(如皮肤抓破、感染和淋巴结肿大)，用Wood灯检查虫卵，或者检查虱子。如果发现有虱病的症状或体征，应进行治疗。

对工作人员的建议　对工作人员的搔痒、皮肤抓破、感染、淋巴结肿大、虱子、卵等进行检查。一旦发现有虱病的症状或体征，应进行治疗。

对父母的建议　应对所有家庭接触者检查虱病的症状或体征，必要时进行治疗。

(潘会明 译　周祖木 校)

第46章

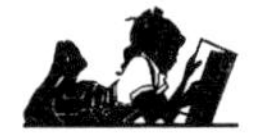

百 日 咳

Vincent Iannelli

临床表现

百日咳在临床上分为卡他期、痉咳期和恢复期三个阶段。卡他期主要表现为流涕、鼻塞、打喷嚏、轻微咽痛、低热和轻微咳嗽。这个阶段持续1～2周，与普通感冒相似。随后是痉咳期，表现为更加剧烈的长时间阵发性咳嗽，严重发作时可持续数分钟，随后出现呕吐。年长婴儿和学龄前儿童在阵发性咳嗽后，往往发生深长吸气的音乐样“哮吼声”，6月龄以下婴儿，年长儿童和成人不出现这种症状。这个阶段可持续1～4周，但也可长达10周。阵发性咳嗽停止后，开始进入恢复期，此时发生慢性咳嗽。这一阶段通常持续2～3周，表现为咳嗽次数减少和严重程度降低。极少数患者这一阶段可持续数月。

特别值得注意的是，新生儿和年幼婴儿的百日咳临床症状可能不典型。这些患儿可能卡他期较短，有窒息和猝死的危险，也可能卡他期较长。

此外，百日咳患儿通常没有高热、结膜炎、喘息、皮疹或呼吸急促，而这些症状有助于与儿童的其他呼吸道感染疾病相鉴别。

病原体

百日咳由百日咳鲍特菌引起，该菌于1906年由Jules Bordet

首次发现。许多其他细菌和病毒，如副百日咳杆菌、肺炎支原体、沙眼衣原体、腺病毒和呼吸道合胞病毒等，均可引起慢性咳嗽。

流行病学

百日咳是传染性极强的人类传染病之一。无免疫力的密切接触者几乎100%被传染。百日咳分布于全球。在没有普遍实施百日咳疫苗接种的发展中国家，该病是导致儿童发病和死亡的主要病因。

病原体来源 人类是百日咳鲍特菌的唯一自然宿主。虽然以前认为人类没有百日咳的健康携带者，但PCR检测有时发现在一些儿童和成人有短暂的携带状态。

高危人群 近二十多年美国百日咳的流行病学已发生巨大变化，自1981年以来百日咳发病率逐渐增加，在2000年前，大多数百日咳病例是1岁以下婴儿，但自2000年以来，大多数病例是10～19岁青少年。从1994年到2004年，10～19岁年龄组百日咳报告发病率增加了10倍（1054%）。在20世纪40年代常规使用百日咳疫苗前，百日咳病例主要发生在1～5岁儿童。

青少年和成人是百日咳的主要宿主，也是婴儿和儿童的主要传染源。由于疫苗接种产生的免疫力随时间推延而逐渐消退，甚至自然感染百日咳也无持久免疫力，因此无论儿童有无接种疫苗，青少年和成人应被认为对百日咳易感。青少年和成人发生百日咳可有典型的百日咳症状，也可能仅有慢性轻微咳嗽。

1岁婴儿发生重症百日咳和死亡的风险最高。由于缺乏胎盘转移的百日咳被动抗体，而主动免疫需在婴儿接受标准的全程免疫后才能产生，故大多数1岁婴儿对百日咳易感。婴儿一旦完成3剂无细胞百白破疫苗（DTaP）的基础免疫，就被认为有一定保护力。

传播途径 百日咳的传播途径是感染者强烈咳嗽产生的气溶胶通过飞沫和飞沫核直接经空气传播。通过接触新近被鼻咽或口咽分泌物污染的物体所导致的间接传播较少。百日咳鲍特菌在这些物品上存活时间不长。

潜伏期 百日咳的潜伏期一般 7～10 天，但可以达到 5～21 天。

诊断

通过鼻拭子获取后鼻咽（NP）分泌物进行百日咳鲍特菌培养是儿童和婴儿百日咳实验室诊断的金标准。在成人百日咳鲍特菌培养阳性很少。口咽拭子培养和咳碟法效果不好，现已不再使用。

遗憾的是，培养最少需要 3～5 天才能达到鉴定所需的细菌生长，仅 35%～80% 有明显临床症状的百日咳患者才培养阳性，这种差异与实验室人员的技术和经验以及培养时间都有明显关系。病原菌在卡他期最容易从患者检出，几乎可获得纯培养，特别是在很年幼的婴儿。然而，到痉咳期发作时，诊断几乎没有疑问。在痉咳期头一周后，通过培养获得病原体的可能性减少，痉咳期发作后 3 周以上则很少从患者检出病原菌。以前曾用抗生素（红霉素、克拉霉素、阿奇霉素、甲氧苄啶 - 磺胺甲噁唑）治疗或接种过疫苗的患者培养阳性也很少。

聚合酶链反应（PCR）基因扩增技术常用于检测百日咳鲍特菌。州或地方卫生部门有时用 PCR 检测，对符合百日咳临床病例定义（痉挛性咳嗽持续 2 周、吸入性哮吼，或咳嗽后呕吐）患者可进行确诊。PCR 敏感度较高，比细菌培养所需时间短。当出现典型百日咳症状时（阵发性咳嗽持续 2 周），PCR 检出百日咳鲍特菌阳性标本的几率比细菌培养高 2～3 倍。然而，在不同实验室，PCR 检测百日咳的敏感度、特异度、准确性和质量控制差别较大。使用特异度低的PCR，可导致对假阳性患者不必要的调查和治疗，以及对接触者不必要的预防性用药。

早期可使用直接荧光抗体试验（DFA）进行假定性诊断。直接荧光抗体可在数小时内提供结果，但敏感度比细菌培养低。然而，对实验的解释是主观的，如果由没有经验的微生物学家检测，可导致特异度低，这可能是不再推荐直接荧光抗体试验的原因。

血清学是临床研究的有用工具，但这种检测还未标准化。血清学检测结果难以解释，并缺乏标准化，故血清学试验不能用于确诊和（或）国家的疾病报告。

百日咳的特征性淋巴细胞增多可能有助于诊断，但无特异性。在卡他期末和痉咳期的大部分时间，淋巴细胞计数在20 000～100 000/mm^3。6月龄以下儿童、成人或部分免疫的个体可能没有淋巴细胞升高的表现。

治疗

常规医学处理 除早期诊断外，熟练有效的护理照料可能是重症百日咳患儿存活的最重要因素。死于百日咳的儿童中，70%为1岁以下，最常见为1～3月龄婴儿。因此，幼儿通常应住院治疗，直到确定他们没有危及生命的阵发性咳嗽、窒息、发绀或严重进食困难。对这些症状较重的儿童，在严重阵发性咳嗽期间需频繁抽吸分泌物和吸氧。应静脉输液和补充电解质，对发病时间长的病人，还需肠道外补充营养。

雾化治疗一般没有效果，对持续低氧血症的患者需要连续湿化给氧。这些病人通常有肺部并发症，如肺不张或肺炎等。镇咳药、祛痰药和镇静剂对治疗百日咳没有效果。

抗生素治疗 如果使用对百日咳鲍特菌有效的抗生素治疗，且药物浓度高并扩散到呼吸道分泌物，则可杀灭病人体内的百日咳病原菌。如果在疾病的阵咳期使用抗生素，则抗生素不能改善随后的临床病程。但是，如在卡他期或前痉咳期使用抗生素，则符合这些标准的药物可减缓病情；如在潜伏期对细菌培养或PCR检测百日咳鲍特菌阳性的无症状易感者给药，则可预防和阻断该病。在百日咳患者的任何阶段使用抗生素，往往可导致细菌学治愈并使其没有传染性。这些理由构成了使用抗菌药物治疗百日咳的理论基础。首选药物为大环内酯类抗生素，包括红霉素、克拉霉素和阿奇霉素等。推荐红霉素的疗程为14天。少于14天的疗程可引起10%的细菌学复发，这些儿童又会有传染性。不能使用大环内酯抗生素的病人可选用甲氧苄啶-磺胺甲噁唑，但2月龄以下婴儿不能使用磺胺类药物。克拉霉素和阿奇霉素7天疗法被证明是治疗和预防百日咳有效的其他大环内酯类药物，其优点是疗程短，给药次数少和耐受性好。

由于使用红霉素有发生幽门狭窄的风险，故可首选阿奇霉素5天疗法作为婴儿百日咳的治疗和暴露后预防。

如儿童出现发热或血沉升高，通常会发生继发性化脓性感染，最常见的是急性中耳炎、鼻窦炎和肺炎。儿童和婴儿的这些感染通常由相关病原菌所致，因此需要更有针对性的抗菌治疗。

糖皮质激素 尚无研究表明糖皮质激素治疗百日咳的疗效，通常不使用糖皮质激素来治疗百日咳。

沙丁胺醇 虽然有几项小规模研究发现，雾化吸入沙丁胺醇对治疗百日咳患儿可能有效，但另一些研究显示无效，且此药还有引发儿童烦躁不安和咳嗽发作的风险，故不宜使用。

传染期

从卡他期发作前到痉咳期后3周，或开始用有效抗生素治疗后5天，百日咳患者被认为有传染性。

感染控制

疫苗 有效控制百日咳依靠儿童和婴儿普遍接种百日咳疫苗，以及青少年和成人的加强接种。婴儿和儿童应全程接种白喉类毒素、破伤风类毒素和无细胞百日咳联合疫苗。已全程接种儿童疫苗的成人和青少年，应使用适龄的单剂破伤风类毒素、减毒白喉类毒素和成人剂型无细胞百日咳联合疫苗（Tdap）加强接种。成人应常规加强 1 剂破伤风 - 百日咳 - 白喉疫苗，即使他们最后一次受种含百日咳疫苗是在近 5～10 年。特别重要的是，密切接触和可能要密切接触 1 岁或以下婴儿的成人，包括 65 岁或以上老年人（如家长、照料儿童人员、医疗卫生人员），应在密切接触前至少 1 个月接种 1 剂无细胞百白破疫苗。没有免疫接种的妇女在产后应立即接种 1 剂无细胞百白破疫苗。鼓励可能怀孕的妇女接种 1 剂无细胞百白破疫苗。在医院或门诊工作以及与病人有直接接触的医务人员，应接种 1 剂无细胞百白破疫苗。应该对新感染病人的密切接触者进行免疫接种情况的调查。未接种者或未全程接种者，包括 10 岁以下百白破疫苗基础免疫接种少于 4 剂的儿童，以及还未加强接种成人剂型无细胞百白破疫苗（Tdap）的年长儿童和成人，应按照目前推荐的程序适龄接种疫苗。

药物预防 所有密切接触者，包括家庭接触者和照料儿童的接触者，如已经暴露于百日咳患者，应考虑可能被感染，故应使用适当的抗生素进行化学预防，如治疗部分所述，即使他们最近使用了疫苗，也应该用药物预防。在卡他期或之前使用药物预防可阻断或减轻疾病。

禁止入园 患有临床百日咳的儿童从卡他期出现的最早症状和体征到出现阵咳期后 3 周被认为有传染性。几乎所有百日咳患儿在使用大环内酯类抗生素治疗 5 天后，百日咳鲍特菌培养均为阴性，因此，如果确定依从性良好，这些儿童在抗生素治疗5天后被认为没有传染性，可以返回托幼机构。然而，如果用红霉素治疗，应持续至少14天，用克拉霉素治疗持续10天。

对其他儿童的建议 在确证有一名或以上百日咳患儿的托幼机构，除密切接触者接受化学药物预防外，对所有其他儿童还应观察百日咳症状21天。也应检查疫苗接种证，如儿童没有全程接种疫苗，则应补种疫苗。

对工作人员的建议 当托幼机构出现百日咳病例时，应建议根据治疗部分所述，对所有暴露的托幼机构工作人员使用红霉素、阿奇霉素、克拉霉素或复方新诺明等抗菌药物进行预防。如果没有全程接种疫苗，则应接种成人剂型无细胞百白破（Tdap）疫苗。

对父母的建议 应告知父母托幼机构中的儿童已被诊断为百日咳，并已采取了控制传染病的措施。这些措施包括对感染者实施隔离，对未全程接种百日咳疫苗的儿童加强接种，对成人工作人员用成人剂型无细胞百白破疫苗（Tdap）加强接种，对托幼机构的所有密切接触者使用抗生素预防。应该指导父母观察百日咳症状，如果儿童在随后21天内发生呼吸道症状，要及时就医，并提醒儿科医生患儿有百日咳的可能暴露史。

（潘会明 译 周祖木 校）

第47章

肺炎球菌性疾病（中耳炎、鼻窦炎、菌血症、肺炎、脑膜炎）

Sheldon L. Kaplan

临床表现

肺炎球菌引起的最常见疾病是局部呼吸道感染（如中耳炎、鼻窦炎）以及侵袭性感染（包括菌血症、肺炎和脑膜炎等）。在2000年推荐所有婴儿接种7价肺炎球菌结合疫苗（PVC7）后，侵袭性肺炎球菌感染的发生率明显下降，肺炎球菌性中耳炎略有下降，鼓膜置管术率也有下降。包含7价肺炎球菌疫苗中作为侵袭性感染和中耳炎病原体的血清型几乎已经消失。儿童绝大多数肺炎球菌感染为未包含在7价肺炎球菌疫苗中的血清型，其中以血清型19A尤为常见，且通常对多种抗生素耐药。2010年，13价肺炎球菌结合疫苗获准使用，并推荐对婴儿和年幼儿童进行常规接种。在7价肺炎球菌结合疫苗中再增加6个血清型，其中包括血清型19A。

在确定为细菌病原体感染的急性中耳炎和急性上额窦炎病例中，有30%～40%分离到肺炎球菌。肺炎球菌性中耳炎往往伴随病毒性呼吸道感染。在临床特征方面难以区分急性中耳炎和额窦炎由肺炎球菌所致，还是由其他病原体引起。在年幼婴儿，肺炎球菌也可引起化脓性结膜炎。肺炎球菌肺炎的临床特征是发热、呼吸急促，胸部检查有局部炎症表现，胸部X线检查显示一个或多个肺叶有实变。经抗生素适当治疗1～2天后，一般症状有明显改善。

在b型流感嗜血杆菌疫苗和7价肺炎球菌结合疫苗时代，体温39℃以上、病因不明的3～36月龄婴儿隐性菌血症（occult bacteremia）发生率下降到1%以下。然而，肺炎球菌仍然是从菌血症婴儿血液分离的最常见病原体。隐性菌血症通常与上呼吸道感染、咽炎或单独发热有关。在临床上肺炎球菌性脑膜炎与其他细菌性脑膜炎难以区别。

病原体

肺炎球菌呈柳叶刀形，为成双排列的革兰阳性球菌。在血琼脂培养基生长时，由于出现α溶血，在菌落周围形成草绿色溶血环。肺炎球菌根据荚膜多糖的化学成分不同进行血清分型。目前已确定有90多个血清型。

流行病学

病原体来源 肺炎球菌广泛存在，无症状携带该菌者极为常见，据报告幼儿携带率可高达60%。与儿童共同生活的成人，其携带率为20%～30%，而家庭中不与儿童共同生活的成人携带率仅6%。肺炎球菌一般对儿童最常用的抗生素有耐药性。最近使用抗生素治疗的人和入托儿童更容易感染耐药性肺炎球菌。

高危人群 大约70%的儿童肺炎球菌感染发生在2岁以下幼儿，在后7价肺炎球菌结合疫苗时代，超过30%的全身肺炎球菌感染儿童有基础疾病。镰状细胞病、先天性或后天性无脾、脾功能丧失、人类免疫缺陷病毒感染、先天性免疫缺陷、慢性心脏病、慢性肺部疾病、脑脊液漏、慢性肾功能不全或肾病综合征、免疫抑制疗法、糖尿病和耳蜗植入等，被认为是儿童侵袭性肺炎球菌感染的中高危人群。

传播途径 肺炎球菌可通过呼吸道分泌物在人与人之间传播。传播可能与上呼吸道病毒感染有关，这些病毒感染与呼吸道上皮细胞上肺炎球菌黏附受体的表达增加有关。

潜伏期 肺炎球菌疾病没有明确的潜伏期。但是，在个体获得新血清型细菌后1个月内发生感染最为常见。

诊断

一般通过在正常无菌身体部位（如血液、脑脊液）分离出病原体对肺炎球菌疾病做出诊断。肺炎球菌性肺炎可以根据典型的临床表现和X线表现，以及合适的革兰染色痰标本发现有革兰阳性的柳叶刀形双球菌做出诊断，但是获取儿童痰液比较困难。有5%～10%的肺炎球菌性肺炎住院儿童血培养阳性。用聚合酶链反应（PCR）检测肺炎球菌DNA还在研究中。

治疗

在托幼机构儿童中分离的肺炎球菌，对青霉素、头孢菌素、大环内酯类抗生素、克林霉素和复方新诺明（甲氧苄胺嘧啶-磺胺甲噁唑）的敏感性降低在逐渐增加。虽然在7价肺炎球菌结合疫苗使用后，对抗生素的耐药率出现下降，但随着血清型A19成为儿童局部感染和侵袭性感染的最常见血清型，几年后抗生素耐药性又逐渐上升。重要的是，要了解在社区层面的易感趋势。青霉素仍然是青霉素敏感的肺炎球菌引起的大多数侵袭性感染的首选抗菌药物。对中耳炎、鼻窦炎、肺炎通常使用阿莫西林作经验性治疗。眼结膜炎可用多黏菌素B-杆菌肽、磺胺制剂或红霉素制备的眼药治疗。对威胁儿童生命的感染（如脑膜炎、菌血症和肺炎），在病原菌分离和药敏试验前，推荐用头孢曲松或头孢噻肟加上万古霉素以控制耐药的肺炎球菌和其他病原菌。给药途径以及儿童是否住院治疗应根据临床情况决定。

传染期

尚无证据表明肺炎球菌疾病患儿比无症状病原菌携带者更有可能传播病原体。

感染控制

疫苗 美国免疫实施咨询委员会和美国儿科学会推荐所有婴儿普遍接种 13 价肺炎球菌结合疫苗。读者应参考美国免疫实施咨询委员会的建议，为高危儿童接种 13 价肺炎球菌结合疫苗。

对 2 岁以上的肺炎球菌疾病高危儿童（如镰状细胞病、功能性和解剖学无脾、免疫功能缺陷、人类免疫缺陷病毒感染、慢性心脏病，特别是发绀型先天性心脏病、慢性肺部疾病、慢性肾功能衰竭或肾病综合征、需用大剂量皮质激素治疗的哮喘、脑脊液漏、人工耳蜗植入、糖尿病等），除接种结合疫苗外，还应推荐使用 23 价肺炎球菌多糖疫苗（PPSV23），在接种首剂 23 价肺炎球菌多糖疫苗后 5 年，再接种第 2 剂 23 价肺炎球菌多糖疫苗。

禁止入园 如果儿童病得太重不能参加日常活动，应禁止入园。

对工作人员的建议 虽然已知儿童感染，但对托幼机构的工作人员没有特殊建议。

对父母的建议 几乎所有儿童上呼吸道有过肺炎球菌定殖，这种定殖很少与疾病有关。在托幼机构如发生 1 例肺炎球菌疾病，则并不增加其他儿童发生该病的风险。最近使用抗菌药物治疗的儿童，可能比没有接受抗菌药物治疗的儿童更可能感染耐药的肺炎球菌。只有在明确提示细菌感染时，才能使用抗菌药物。对普通感冒、上呼吸道病毒感染、支气管炎和细支气管，不应使用抗菌药物。

(潘会明 译　周祖木 校)

第48章

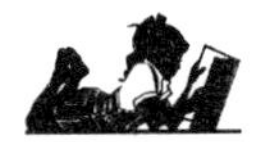

呼吸道合胞病毒感染

Caroline Breese Hall

临床表现

呼吸道合胞病毒(RSV)是婴幼儿下呼吸道感染的主要病原体,也是1岁以内婴儿最常见的住院原因。细支气管炎和肺炎是2岁以下儿童的主要表现,病情轻重不等,从轻微到危及生命,甚至死亡。虽然基本上所有第一次呼吸道合胞病毒感染都有症状,但绝大多数感染无并发症。大多数重症或有并发症的高危人群是有基础疾病(特别是影响心脏、肺脏和免疫系统的疾病)的年幼婴儿和儿童。出生后头几个月婴儿(特别是早产儿)出现窒息可能是呼吸道合胞病毒感染的临床表现。呼吸道合胞病毒是学龄前儿童气管支气管炎的主要病原体,有时可表现为哮吼。接近一半的原发性感染为下呼吸道疾病,另一半表现为上呼吸道感染和中耳炎。

呼吸道合胞病毒在一生中可引起多次重复感染。在3岁或以上儿童,呼吸道合胞病毒感染最常表现为上呼吸道感染、中耳炎和气管支气管炎。呼吸道合胞病毒往往与反复发作的哮鸣有关,有时表现为发热、流感样症状。成人可反复发生呼吸道合胞病毒感染,表现为支气管炎、哮鸣、发热性上呼吸道感染、感冒或其他少见症状。最近经常暴露于呼吸道合胞病毒感染儿童的人员,如托幼机构的工作人员,易发生轻微感染。然而,这些轻微感染者可以是呼吸道合胞病毒的传染源。

病原体

呼吸道合胞病毒是中等大小的有包膜的 RNA 病毒，属副黏病毒科肺病毒属。呼吸道合胞病毒有 A 和 B 两个亚型。这两个亚型主要根据两种主要表面糖蛋白 F（融合蛋白）和 G（黏附蛋白）的抗原变异进行分类。F 蛋白高度保守，因此在 A 亚型与 B 亚型之间抗原性相似。主要的抗原差异出现在最大的表面糖蛋白（G 蛋白）上。病毒株变异的免疫学、临床和流行病学意义目前还不清楚，但可能与短时间内（甚至在同一季节内）发生呼吸道合胞病毒反复感染的频率有关。

流行病学

病原体来源　呼吸道合胞病毒有高度传染性，可在人与人之间传播。在正常宿主中，从分泌物分离出病毒表明为急性感染。重复感染偶尔可以无症状，但没有携带者和潜伏感染。

高危人群　婴幼儿是感染呼吸道合胞病毒最常见的高危人群，易发生严重疾病。呼吸道合胞病毒的年度暴发主要发生在 11 月到次年 4 月。许多儿童在经历第一起暴发时感染呼吸道合胞病毒，到 3 岁时几乎所有儿童都感染过呼吸道合胞病毒。在托幼机构 1 岁以内婴儿感染率特别高，有时几乎所有儿童被感染，约一半儿童发生下呼吸道疾病。在托幼机构，甚至 2～3 岁儿童中也有三分之二到四分之三感染呼吸道合胞病毒。在家庭照顾的儿童，报告的呼吸道合胞病毒感染率通常比托幼机构儿童低，但尽管如此，其感染率仍很高。在家庭照顾的 1 岁内儿童中几乎三分之二获得呼吸道合胞病毒感染，2 岁的呼吸道合胞病毒感染率更高。在 3 岁和 4 岁儿童中，有十分之一到一半儿童会感染呼吸道合胞病毒。

呼吸道合胞病毒重症和并发症的高危患儿包括早产儿、慢性肺部疾病、发绀的和严重的先天性心脏病、免疫缺陷，以及影响肺功能或易引起胃食管反流和吸入的先天畸形或神经系统疾病患者。患气道高反应性疾病的年长儿童可能哮鸣加重和病程延长。

传播途径 呼吸道合胞病毒通过直接接触传染性分泌物，主要是近距离接触感染者的大颗粒气溶胶和接触污染环境表面的感染性分泌物而传播。通过触摸物体表面、玩具、衣物、其他物体上的感染性分泌物而传播，随后也可通过触摸眼或鼻造成自体接种病毒而传播。呼吸道合胞病毒在皮肤上可保持传染性大约半个小时，在物表上可长达 1 天以上，但依温度、湿度和表面类型不同而异。

潜伏期 呼吸道合胞病毒感染的潜伏期 3～7 天，但最常见的是 3～5 天。

诊断

大部分婴儿可根据季节、年龄、临床症状，特别是毛细支气管炎做出初步诊断。对呼吸道分泌物的特异性诊断包括快速抗原和分子试验以及病毒分离，而病毒分离通常需要 3～7 天。现在有多种商业抗原试验，其中使用较多的是单克隆抗体免疫荧光试验或酶联免疫吸附试验。这些试验的敏感度和特异度各不相同，故一般用作筛查试验，并仅用于社区呼吸道合胞病毒流行率高时。检测呼吸道分泌物的反转录 - 聚合酶链反应（RT-PCR）具有较高的敏感度和特异度，故这种方法得到广泛使用。血清学诊断通常不切实际，无助于病人治疗。

治疗

对大多数感染呼吸道合胞病毒的入托入园儿童，只需对上呼吸道感染采取常规的支持疗法。虽然呼吸道合胞病毒感染导致的发热一般不高，且与疾病的严重程度无关，但是退热治疗可能有益处。

这些儿童中有些可表现为哮鸣，哮鸣可呈间歇性，轻重不一，从只能通过听诊器才能听到的轻微疾病到有明显呼吸窘迫的严重疾病。主要通过雾化吸入的支气管扩张剂较为常用，但对大多数急性呼吸道合胞病毒感染的儿童，特别是首次发生哮鸣的幼儿，不推荐使用支气管扩张剂，因为该药效果不明显或者没有效果，并可能产生不良反应。

对严重疾病的患儿需要住院治疗，支持疗法仍是主要的治疗方法。严重疾病或高危儿童可考虑使用利巴韦林。

传染期

传染期与鼻咽分泌物排出的病毒有关。幼儿潜伏期通常为1～2周，偶尔也可能更长。在年长儿童和成人排毒时间更短，一般为3～7天。

感染控制

疫苗　目前尚无疫苗可用。

预防用药　一种针对呼吸道合胞病毒F蛋白表位的人源单克隆抗体（帕里珠单抗），已获准作为早产高危婴儿和慢性心肺疾病患者的预防用药。在呼吸道合胞病毒流行季节，帕里珠单抗可肌肉注射，每月1次，可连续5个月。在对照研究中，帕里珠单抗可明显减少住院风险。帕里珠单抗不能预防上呼吸道感染，而且接受预防用药的儿童仍可感染呼吸道合胞病毒。

禁止入园　由于呼吸道合胞病毒普遍存在，在冬季社区暴发期间有流行的特点，以及临床表现多样，并且该病与许多其他病原体引起的呼吸道疾病不易鉴别，因此在大多数情况下禁止儿童入托入园预防儿童传染是不切实际的。此外，仅在儿童症状出现前才有较强的传染性。对已发生呼吸道合胞病毒感染，特别是下呼吸道感染的儿童，返回托幼机构的最好指南是儿童临床上痊愈并能参加日常活动。

对其他儿童的建议 研究显示一旦托幼机构的一名儿童被感染，呼吸道合胞病毒的传播通常迅速，而且必将发生。此外，在社区暴发期间，儿童往往在托幼机构外感染呼吸道合胞病毒。通过冲洗和使用洗手液的常规手清洁方法可能是预防呼吸道合胞病毒传播的最有效方法，应由幼儿园工作人员坚持实施。虽然在儿童中加强良好的手清洁卫生尚有困难，但已证明在托幼机构做好常规手清洁卫生可导致呼吸道和消化道疾病减少。

对共用的玩具和设备应经常清洗，如有可能，玩具应分发给儿童单独使用。

对工作人员的建议 托幼机构的工作人员经常感染呼吸道合胞病毒，以上呼吸道感染最为多见。然而，他们可作为传播者，将呼吸道合胞病毒感染传播给幼儿园的其他人员。由于呼吸道合胞病毒主要通过直接接触感染性分泌物传播，这些分泌物可以在皮肤和环境表面保持一段时间，并有传染性，因此正确和经常的手清洗对控制呼吸道合胞病毒传播是不可或缺的。如有可能，上呼吸道感染的工作人员在急性症状期不应工作。此外，工作人员应接受呼吸道合胞病毒传播方式的宣传教育，定期讨论预防呼吸道传染病传播的建议。

对父母的建议 父母应该了解在社区呼吸道合胞病毒暴发期间该病毒在托幼机构幼儿中流行和传播的有关信息。他们应该了解所有儿童在出生后头几年会获得呼吸道合胞病毒感染，如果儿童为 1 岁以上或已在托幼机构经历过呼吸道合胞病毒流行，则该儿童很可能已经获得呼吸道合胞病毒感染。因此，如果孩子发生呼吸道感染，应与其他呼吸道疾病一样对其进行治疗，并听取私人医生的建议。

（潘会明 译 周祖木 校）

第49章

鼻病毒(普通感冒)

Ronald B. Turner

临床表现

鼻病毒是引起普通感冒的重要病原体。大多数人的鼻病毒感冒症状限于上呼吸道感染,发热或肌痛罕见。鼻病毒感染不会引起胃肠道症状。大多数病例的首发症状为轻度咽痛,随后迅速发展为鼻塞和流涕,约1/3鼻病毒感染病例会出现咳嗽。通常发病1~2天后病情达到高峰,7~10天内逐渐恢复。

尽管鼻病毒感染通常症状轻微且为自限性,但仍有少数感染者会出现并发症。鼻病毒感冒可能因病毒本身或继发细菌感染而并发中耳炎,也可因病毒感染而并发鼻窦炎,约有1%的感染者会出现下呼吸道症状,尤其是哮喘加重。

病原体

鼻病毒与肠道病毒一样,属微小RNA病毒属,为小的(约25nm)无包膜RNA病毒。根据暴露于酸性环境是否失活,可以区分鼻病毒和肠道病毒。鼻病毒有100多个血清型,血清型特异性抗体可以保护机体免受病毒感染,但其保护程度取决于病毒感染量。

流行病学

病原体来源　感染鼻病毒的唯一来源是其他感染者。该病毒无动物宿主，病毒在非生命体可存活数小时，因此受污染的物体也可作为感染来源。

高危人群　目前尚不清楚鼻病毒感染的高危人群，哮喘患者如感染鼻病毒，可能有加重病情的风险。

传播途径　鼻病毒感染可通过直接接触、污染物和气溶胶传播，这几种传播途径在自然环境中的相对重要性尚不明确。

潜伏期　鼻病毒感染的潜伏期为1～2天。

诊断

鼻病毒感染疾病一般症状轻微，通常不进行特异性病原学诊断。实验室诊断则需通过细胞培养来分离病原体，其细胞培养的最适条件是标本需在33℃旋转培养。对鼻病毒尚无可靠的抗原检测方法，且由于血清型较多，一般也不作血清学诊断。临床实验室用于检测呼吸道病毒的多重聚合酶链反应（PCR）通常可检测微小RNA病毒。

治疗

对抗感染药物治疗鼻病毒感染的效果尚无定论。4岁以上儿童如有感冒症状，可用非处方药来缓解，局部使用肾上腺素可有效减轻充血症状，抗组胺药可有效缓解感冒导致的流涕和咳嗽，但通常会导致嗜睡等不良反应。

传染期

感染者通过鼻分泌物排出病毒可长达 3 周。出现鼻部症状时，发生病毒传播的可能性最大。

感染控制

疫苗　尚无疫苗可用。

禁止入园　鼻病毒感染儿童不需被禁止入园。

对其他儿童的建议　勤洗手可减少鼻病毒感染的传播。

对工作人员的建议　勤洗手可减少鼻病毒感染的传播。

对父母的建议　不需采取特别的措施。

（赵　露 译　周祖木 校）

第50章

玫瑰疹(幼儿急疹)

J. Christopher Day　Mary Anne Jackson

临床表现

玫瑰疹(也称幼儿急疹)是6月龄～2岁儿童最常见的急性发热性皮疹，通常由人疱疹病毒6型(HHV-6)引起，部分病例由人疱疹病毒7型(HHV-7)引起。典型症状为持续高热，可持续3～5天，在此期间可出现烦躁不安、全身乏力和流涕等症状。通常情况下，尽管出现高热，但大多数儿童仍表现为机灵爱玩。65%的病例会出现咽喉发红，上颚或扁桃体可见小病损，其他相关表现可见枕部、颈部和耳后淋巴结肿大。玫瑰疹患儿可能会出现眼睑肿胀，表现为"无精打采"或"疲乏无力"。许多医生认为这是典型的出疹前表现，但只有30%的玫瑰疹患儿会出现这类表现。

幼儿急疹出疹期通常与高热消退期重叠(拉丁语中幼儿急疹意为突发性皮疹)。皮疹直径2～5mm，呈淡玫瑰红斑疹，周围为白色晕环，散布在颈部和躯干，面部和四肢稀少。皮疹持续24～48小时，典型临床病程为5～7天。

常见症状为高热，不伴有局部病灶。一项调查发现，因原发性HHV-6感染而到急诊科就诊的发热儿童中，出现皮疹者不到20%。另一项基于人群的研究表明，在婴儿期感染HHV-6者通常表现为发热、易激惹、腹泻、皮疹或典型玫瑰疹。对这些儿童进行医学评价是常见的，10例患儿中有4例会找医生就诊。

玫瑰疹引起的高热惊厥及其他神经系统表现可能需要进一步评估和其他诊断性研究。在英国，对205例2～35月龄疑似脑炎或其他伴有发热和惊厥的住院患儿进行前瞻性随访，其中有26例（17%）有HHV-6或HHV-7感染。平均住院时间为7天，约半数病例需要重症监护，有1例原发性HHV-6感染患儿发生致命性肝功能衰竭。

成人原发性感染表现为单核细胞增多性疾病。在免疫缺陷宿主和免疫正常成人，有各种神经系统表现，包括脑炎，这些表现通常与疾病的再活化有关。

再活化的免疫缺陷者也可出现发热、肝炎、肺炎和骨髓抑制。与肝和肾移植患者的排斥反应也有关联。

约1%的脐带血标本可检测到HHV-6 DNA，而HHV-6 DNA可整合到包括生殖细胞系在内的人染色体中，这些遗传物质可通过双亲任一方传给下一代，这也是在婴儿检测到先天性HHV-6 DNA物质的主要来源。也有部分婴儿在宫内或分娩过程中感染HHV-6。尚未发现先天性HHV-6感染或HHV-6基因物质经生殖细胞系遗传导致的症状或综合征，通常为无症状。

病原体

HHV-6和HHV-7分别于1986年和1990年首次被描述为嗜淋巴病毒和嗜神经病毒。CD4 T细胞是HHV-6的特殊靶细胞。这些病原体无处不在，且在生命早期就可获得。

HHV-6感染非常常见；在1周岁婴儿中，发生原发性感染为40%；2岁婴幼儿为77%，3岁婴幼儿血清阳性率接近100%。目前已知HHV-6有A和B两个型，大多数玫瑰疹病例由B型原发性感染所致，A型很少引起临床疾病。HHV-6通过人疱疹病毒的独特机制整合到细胞基因组中，从而导致潜伏感染。在人群中，约1%的个体经父代生殖细胞系将HHV-6基因通过染色体整合(Cl-HHV6)到子代的所有细胞或绝大多数细胞中。对有这种Cl-HHV6的双亲，用PCR通常可在外周血检出高浓度的HHV-6 DNA，但通常与其他活动性疾病无关。

原发性HHV-7感染一般发生在较大年龄。1周岁的健康儿童血清阳性率为20%，2岁婴儿为40%，3岁婴儿为50%，成人中90%以上显示有既往感染的证据。HHV-7的靶细胞为T细胞，该病毒可在T细胞内形成潜伏感染。

玫瑰疹样病例有时也可由其他病毒[如肠道病毒(埃可病毒16型最为常见)、腺病毒和细小病毒]所致。

流行病学

病原体来源　人类是玫瑰疹已知的唯一宿主，发病无明显季节性。

高危人群　免疫功能缺陷者中有再次活化疾病的报告。

传播途径　与健康者的感染性唾液接触是可能的传播途径。家庭成员之间的DNA序列高度一致性提示大多数原发性感染来自哥哥姐姐或父母。

潜伏期　潜伏期为9～10天。

诊断

经常用于免疫缺陷人群检测的PCR可用于检测HHV-6和HHV-7，从血液也可分离到这些病毒，但是这类检测并未广泛使用。对于其他方面健康的儿童，如发生急性感染，通常不需确认。由于存在交叉反应，使得确认病毒中和抗体的试验复杂化。抗体亲和力免疫荧光试验可以有效鉴别HHV-6和HHV-7。通过商品化检测无法鉴别原发性感染和再活化感染，但是对原发性感染者用PCR可检出高水平持续性HHV-6病毒载量。

玫瑰疹通常依据临床症状进行诊断，根据发热和退热类型以及随后出现的皮疹做出诊断。

治疗

采取支持治疗。若免疫缺陷者出现严重疾病，可采用更昔洛韦、膦甲酸或西多福韦治疗，但其疗效尚未得到前瞻性研究的证实。

传染期

传染期不明。无症状感染者被再活化可能为大多数感染的传染源。

感染控制

疫苗 目前尚无疫苗可用。

禁止入园 一般来说，发热性皮疹儿童应在皮疹消失和痊愈后才可返回幼儿园，对实验室确诊的 HHV-6 或 HHV-7 感染患者不需隔离。

对其他儿童的建议 对接触者不必采取预防措施。

对工作人员的建议 对照料儿童的工作人员无特殊建议。

对父母的建议 病例通常全年都可散发，偶尔会有暴发报告，但要告知家长这种感染多为良性，让其放心。对孕妇尚无已知的感染风险，3 月龄以下或 4 岁以上儿童发生玫瑰疹罕见。

（赵 露 译 周祖木 校）

第51章

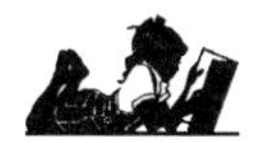

轮状病毒

Theresa A. Schlager

临床表现

在美国，轮状病毒感染是冬季婴幼儿肠胃炎的最常见原因，其临床特征差别较大，从无症状的粪便排毒到严重呕吐和腹泻而引起的循环衰竭。常见的临床症状为呕吐、低热，随后出现水样便，无血便。轮状病毒感染比其他胃肠炎更易引发呕吐和脱水。腹泻一般持续3～8天，但免疫缺陷儿童可能较长。轮状病毒也会引起呼吸道症状，但尚未从呼吸道分泌物中分离出病毒。如果采取补液治疗，则轮状病毒感染疾病通常为自限性，无后遗症。

病原体

轮状病毒为RNA病毒，已知有至少7个不同抗原群（A～G），其中A群是引起小儿腹泻的主要病因。在发达国家90%以上的临床疾病由5种病毒株引起，而在发展中国家，病毒株分布更为广泛。因此，有效的疫苗必须对儿童可能暴露的病毒株提供保护。轮状病毒可通过侵袭和改变小肠黏膜细胞的形态和功能而引起吸收障碍和腹泻，从而导致疾病。

流行病学

病原体来源　轮状病毒是托幼机构 4 岁以下儿童腹泻的最常见病因，同时也是其父母和照料人员的传染来源。在引起腹泻的多种病毒中，轮状病毒是导致严重症状的最常见病因之一。成人感染轮状病毒后出现症状少见，但是无症状排毒的成人也是传染源。动物也可发生轮状病毒腹泻疾病，但尚无自然条件下动物传播给人的报告。

高危人群　轮状病毒感染症状最常见于 6～24 月龄幼儿，到 3 岁时几乎所有儿童都感染过轮状病毒。该病传染性极强，与 6～24 月龄婴幼儿感染者接触是发生该病的最高危因素。免疫缺陷儿童易发生慢性腹泻。再次感染的症状一般比初次感染轻。

传播途径　粪 - 口传播是最常见的传播途径，但被污染的物体也可传播轮状病毒。

潜伏期　潜伏期为 1～3 天。

诊断

虽然对散发病例不需进行特异性诊断，但是在暴发、隔离住院患者或进行流行病学调查时，特异性诊断还是有用的。采用酶联免疫法和乳胶凝集试验检测 A 群轮状病毒快速、价廉，其敏感度和特异度可达 90% 以上。

在发病头 4 天采集的新鲜粪便标本检出率最高，这与排出的病毒量多密切相关。粪便标本中检出轮状病毒通常与急性腹泻症状有关。虽然有些病人排毒可长达 3 周，但在腹泻早期易做出诊断。

治疗

尚无特异性抗病毒治疗方案，适当补液是治疗的主要方法。大多数患者通过口服补液可得到有效治疗，但明显脱水的婴儿则需住院治疗，要补充足量的液体和电解质。一项研究显示，与对照组相比，鼠李糖乳杆菌（Lactobacillus GG）作为益生菌能显著缩短免疫缺陷儿童急性轮状病毒胃肠炎的病程。常规口服免疫球蛋白治疗轮状病毒胃肠炎与单独补液疗法相比并无多大益处。但是，免疫缺陷儿童发生慢性轮状病毒感染时，口服轮状病毒特异性免疫球蛋白制剂能抑制排毒并减轻疾病。

传染期

传染期通常不超过1周，腹泻通常在1～4天内停止。然而，年幼患者和免疫缺陷患者出现严重轮状病毒病时，排毒时间可能会延长。

预防

母乳喂养 母乳抗体可覆盖婴儿的黏膜表层，在保护婴儿免受病原体（如可通过黏膜侵入门户进入机体的轮状病毒）感染方面起重要作用。

疫苗 1999年第一个轮状病毒疫苗在美国获批使用，9个月后因引起肠套叠而被召回。随后，两种口服疫苗被证实在预防胃肠炎方面有临床疗效，导致婴儿住院率下降。迄今为止的研究表明，疫苗组和安慰剂组的肠套叠发生率并没有差异。2006年，美国疾病预防控制中心（CDC）疫苗实施咨询委员会（ACIP）推荐所有婴儿口服轮状病毒疫苗。

感染控制

禁止入园 感染的儿童如有腹泻或呕吐，应隔离，禁止入园。

对其他儿童的建议 不建议对幼儿园的病例接触者作常规轮状病毒检测。应长期实行洗手制度，在入园时、换尿布或如厕后、饭前都应洗手。建议使用皂液器中的洗手液和一次性纸巾。70% 乙醇可使轮状病毒失去活性，因而是清洁污染表面首选的消毒液。

对工作人员的建议 发热、腹泻或呕吐停止前，患病工作人员不得入园。工作人员在入园时、给孩子换尿布后、如厕或帮孩子如厕后以及加工食品前，都应仔细洗手，使用肥皂和温水冲洗 10 秒。建议对换尿布的地面进行适当的消毒，同时适当处理尿布。

对父母的建议 若孩子直接接触了腹泻儿童，幼儿园应及时告知孩子的家长。如果孩子出现腹泻，家长应联系医生寻求帮助。

（赵 露 译 周祖木 校）

第52章

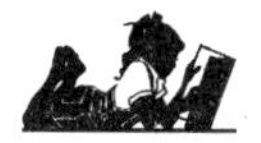

风疹(德国麻疹)

Gregory F. Hayden

临床表现

风疹(德国麻疹)通常为隐性感染且难以识别。临床症状多为良性,表现为皮疹、淋巴结肿大以及轻微的全身症状。面部首先出现粉红色斑丘疹,随后向躯干及四肢扩散。风疹通常可持续2～5天,因此又称"三日麻疹",通常在青少年和成人病情较重。该病首先出现前驱症状,表现为发热、全身不适、头痛以及呼吸道症状,可出现关节痛和关节炎,尤其是成年女性较为多见。罕见并发症包括血小板减少性紫癜和脑炎。

后天性风疹一般症状轻微,然而妊娠风疹对于发育中的胎儿可能有严重后果。几乎所有器官系统可被累及,尤以眼睛、心脏和中枢神经系统为甚。先天性风疹的临床严重程度取决于感染的时间,妊娠初期感染可能会导致严重畸形。

病原体

风疹病毒为球形有包膜的正链RNA病毒,属于披膜病毒科风疹病毒属,已知仅有一个血清型。

流行病学

自1969年风疹疫苗获准使用以来，风疹报告病例数已大幅减少。自2001年以来，美国每年报告的风疹病例数不足25例，因此风疹不再被视为地方性流行病。然而，保持儿童的高免疫接种率以及对任何风疹暴发的迅速应对仍非常重要。

病原体来源 人类是风疹病毒已知的唯一自然宿主和传染源。

高危人群 出生后头几个月风疹不常见，但此后未接种疫苗者如暴露于风疹病毒，则是发生风疹的高危人群。

传播途径 经呼吸道飞沫或直接接触感染患者而传播。

潜伏期 潜伏期为14～23天，通常为16～18天。

诊断

后天性风疹可通过病毒学和血清学方法进行确诊。风疹病毒可从鼻咽部或其他部位标本分离出来，但是病毒培养费用相对较高，因而并不普遍适用。最近使用的反转录聚合酶链反应(RT-PCR)，由于价格昂贵，故未得到广泛使用。可采用下列几种血清学检测方法，如乳胶凝集法、荧光免疫测定法、被动血凝法、凝胶溶血法、酶免疫法(EIA)和一些老方法。恢复期血清抗体滴度比急性期显著上升是确诊风疹感染的依据。检出风疹特异性IgM抗体提示近期后天性感染。如发现疑似或确诊风疹患者，应立即向当地卫生部门报告。

治疗

目前尚无特异性治疗方案。

传染期

出疹前5天内至出疹后5～7天为传染性最强的时期，出疹前7天内至出疹后14天鼻咽部仍可检出病毒，但较为罕见。

感染控制

疫苗 1岁以上儿童要常规接种风疹减毒活疫苗，通常是在12～15月龄时接种麻疹-流行性腮腺炎-风疹（MMR）联合疫苗或者麻疹-流行性腮腺炎-风疹-水痘（MMRV）联合疫苗。幼儿园风疹预防的策略是确保15月龄或以上儿童全部接种风疹疫苗，并以此作为入园的前提条件。单剂接种可提供持久免疫力，保护率高达90%以上，而4～6岁接种第2剂疫苗可以大大提高保护率，并可为基础免疫失败提供额外保护。

风疹活疫苗接种的禁忌证和慎用证包括免疫功能改变、妊娠、严重发热性疾病、近期注射免疫球蛋白制剂或血制品。对轻微疾病伴有或不伴有发热的儿童，都可以接种。HIV感染患儿如免疫功能未受到严重受损，可以接种MMR联合疫苗。

禁止入园 后天性风疹患儿出疹后7天内不得入园。然而，由于患者出疹前往往具有传染性，且隐性感染可有传染性，因而通过隔离手段控制传播通常是无效的。

先天性风疹患儿不足周岁时被认为有传染性，除非3月龄后鼻咽部分泌物和尿液标本反复培养均为阴性。

对其他儿童的建议 首先要核查幼儿园内其他儿童是否已按照既定幼儿园政策接种了风疹疫苗。曾受种疫苗的儿童可能不会发病，可以继续上学，对未受种疫苗儿童的处理较为复杂。暴露后接种风疹活疫苗是否有预防作用尚不清楚，但理论上暴露后3天内接种可以预防疾病，而且如果儿童还无潜伏的野生风疹病毒感染，则至少对随后的暴露有保护作用。对于已感染潜伏野生风疹病毒的儿童来说，接种疫苗是无害的。对已满周岁但未接种的儿童可以接种风疹疫苗。然而，家长必须明白，对于已经感染的儿童来说，疫苗接种并不能阻止其病情进展，因此不能错误地将接种后发生风疹归咎于疫苗接种。

不建议为不足周岁的婴儿接种风疹疫苗，因为血清阳转的可能性较低。虽然有限的资料表明，对暴露的易感者接种疫苗可以预防或减轻感染，但通常不建议接种免疫球蛋白，因其费用高、效果不确切以及年幼儿童风疹的临床表现通常轻微等。

对工作人员的建议　理论上，所有工作人员在就业时都应提供免疫接种证或血清学免疫证据。当园内有儿童被确诊为风疹时，严格遵守这项制度可以减少或消除因幼儿园儿童出现风疹而导致与工作人员的不必要纷争。如果在发生病例前还未做好充分准备，首先是要确定工作人员对风疹是否易感。这种确定对于可能怀孕的员工尤为重要。1周岁或以上有风疹疫苗接种史强烈提示对风疹有免疫力。如在暴露前或暴露时使用合适的方法检出抗体，则强烈提示对风疹有免疫力，不会发生风疹。如果在暴露风疹后未能及时检出抗体，则需进行其他血液检测以确定是否已经发生感染。如果孕妇暴露于风疹病毒，则应立即向产科医生咨询，讨论和评估本次暴露可能产生的影响。在大多数情况下，孕妇应该对风疹有免疫力并可放心，因这种暴露对发育中的胎儿不会产生或仅产生极小的影响。

对父母的建议　如果幼儿园出现疑似或确诊风疹患儿，应及时告知所有家长，同时可以告诉他们如果孩子已经接种过风疹疫苗，则感染的风险很低。如果儿童未接种疫苗，家长应立即向医生咨询有关1岁以上儿童及时接种疫苗以及儿童对易感孕妇接触者有多大的潜在风险等问题。还应鼓励家长核查自己的免疫状况和其他年长儿童的免疫接种状况，尤其是未入园的青少年,必要时要接种疫苗。妊娠的母亲应向产科医生咨询暴露感染的可能性。

(赵　露 译　周祖木 校)

第53章

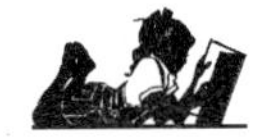

麻　疹

Caroline Breese Hall

临床表现

麻疹通常在暴露后8～12天发病，典型症状为发热和“3C”，即：鼻炎、结膜炎和咳嗽。发病3～4天后出现皮疹，始见于头部，沿发际线分布，3天后扩展到脚部，从散在性斑丘疹发展为融合性皮疹。出疹前2天可在口腔黏膜观察到特征性柯氏（Koplik）斑。一旦出现皮疹，呼吸道症状和发热都会逐渐减轻。皮疹在随后几天慢慢消退，全身麸皮样脱屑，并留下棕色斑痕。典型麻疹一般在10天后恢复，但是咳嗽症状可能会持续更长时间。可伴发气管炎、中耳炎、哮吼和肺炎。

学龄前儿童和免疫缺陷儿童（如恶性肿瘤患者、HIV感染者）的病情严重程度和病死率会更高。免疫缺陷儿童的皮疹可能不典型，甚至不出疹，从而导致漏诊。

典型麻疹有几种临床类型，包括轻症麻疹、非典型麻疹和疫苗麻疹。轻症麻疹病情轻微、病程短，多见于具有一定麻疹抗体的病人，如接种过丙种球蛋白的人，偶尔也见于从母体获得被动抗体的人，以及约5%在接种疫苗后免疫力逐渐消退的人。异型麻疹是一种病情严重且临床上少见的麻疹，多见于以前曾受种灭活麻疹疫苗的病人，这种疫苗在1968年后停止使用。暴露于野生病毒后，这些患者出现高热，有时有结节性肺部浸润以及不同寻常的皮疹，可表现为瘀斑、疱疹、结节状、荨麻疹以及斑丘疹，咳嗽和结膜炎少见。随着麻疹活疫苗的广泛应用，这种异型麻疹已不再出现。疫苗麻疹通常症状轻微，可见于接种减毒疫苗后7～12天的一些儿童。接种疫苗的儿童中约15%可出现发热，5%出现一过性皮疹。

约有0.1%的麻疹患者会并发急性脑炎。亚急性硬化性全脑炎（SSPE）是麻疹的一种迟发性神经系统并发症，发病率约为1/10万，但是在常规接种麻疹疫苗的美国和其他国家，这种并发症已基本消失。

病原体

麻疹病毒属副黏病毒科麻疹病毒属，是一种RNA包膜病毒，含有6种主要蛋白：NP（含有病毒基因组RNA的核衣壳）、与核衣壳相关的结构蛋白、RNA聚合酶，以及与包膜有关的表面糖蛋白H（血凝素）、F蛋白（融合蛋白）和M蛋白（内膜蛋白）。麻疹病毒是一种相对较大的（直径120～250nm）球形病毒，与犬瘟热病毒和牛瘟病毒有关联。

流行病学

病原体来源 人类是麻疹病毒的唯一宿主（猴子也可感染麻疹病毒），可以人-人传播。

高危人群 麻疹具有高度传染性，在流行地区没有免疫力的个体高度易感。婴儿、孕妇、成人以及有基础疾病者，尤其是免疫缺陷患者（如HIV感染），其病症往往更严重更复杂。

传播途径 麻疹病毒通过接触感染者的传染性分泌物而传播，可经大颗粒飞沫传播（需要密切接触），也可经小颗粒气溶胶传播（传播更快更远）。也可通过直接接触污染环境表面或物体上的传染性分泌物，发生自体接种。感染者出疹后4天内可经空气途径传播病原体。可通过鼻咽部或结膜进行传播。

潜伏期 潜伏期通常为8～12天。

诊断

典型病例通常可根据麻疹的临床表现做出诊断。其确诊则需要用合适的组织培养从分泌物中分离出病毒或检出抗原，检测抗原往往比分离病毒更简单可行。也可通过反转录-聚合酶链反应（RT-PCR）测定血液标本和分泌物进行确诊，且该方法的敏感度和特异度高。用血凝抑制反应（HI）、补体结合反应（CF）、中和反应以及ELISA方法检测急性期和恢复期血清也可做出血清学诊断，恢复期血清可早在出疹后1～2周即可获得。对单份急性期样本通常可检测麻疹特异性IgM抗体，此等诊断方法往往最为简单快速。麻疹IgM抗体在出疹后头3天可能不会检出，在此期间其灵敏度有所波动。非免疫个体的麻疹IgM抗体要在出疹后至少1个月才能检出，而在已免疫个体，可以检出IgM抗体，也可能检测不出来。

治疗

麻疹通常为自限性疾病，以支持性治疗为主。体外实验表明，抗病毒药物利巴韦林对麻疹病毒有效。在其他国家的儿童对照试验中发现，口服利巴韦林似乎能缩短麻疹病程。在美国，曾使用雾化和静脉注射利巴韦林治疗重症麻疹肺炎，但该做法仅为坊间传闻，且这种药物也未获准用于这类用途。

在发展中国家用维生素A疗法治疗麻疹患者，可以减轻麻疹病情并降低病死率，因而世界卫生组织（WHO）建议，在维生素A缺乏且麻疹病死率≥1%的地区，对所有麻疹患儿使用该疗法。在美国，通常不存在维生素A缺乏的情况，但是在一些重症麻疹患儿血清中维生素A水平较低。因此，美国儿科学会建议对6月龄～2岁病情严重而需要住院的麻疹患儿、6月龄或以上有某些危险因素[如免疫缺陷、营养不良（如肠道吸收障碍）]的儿童以及来自麻疹病死率高的国家和地区的儿童，使用补充维生素A疗法。

抗生素仅用于确有细菌并发症（如中耳炎）的麻疹患儿。

传染期

发病前1～2天（通常是出疹前3～5天）至出疹后3～4天为麻疹传染期。免疫缺陷者的病毒排出时间会延长，因此传染期也会延长。麻疹在卡他期传染性最强，而此时也是最难确诊的时期。一旦出疹，其传染性迅速减退。

感染控制

疫苗　在美国不再使用单价疫苗，仅使用两种联合疫苗，即麻疹-流行性腮腺炎-风疹联合疫苗（MMR）和麻疹-流行性腮腺炎-风疹-水痘联合疫苗（MMRV）。建议对所有12～15月龄儿童常规接种MMR或MMRV，在入学时常规接种第2剂麻疹疫苗，可使用MMR或MMRV。在特殊情况下，如麻疹暴发期间或出国旅行时，可提早接种疫苗，但第1剂与第2剂的间隔需至少4周。在麻疹暴发期间，可以对6月龄婴儿接种第一剂疫苗。在1周岁内接种第1剂疫苗的儿童，应在12～15月龄再接种1剂，并在4～6岁接种第3剂。

禁止入园　对疑似或确诊麻疹患儿应隔离，直至出疹后4天才能返园。

对其他儿童的建议　如果幼儿园发现疑似麻疹患儿，应立即报告当地卫生部门。如果幼儿园发生麻疹疫情，建议加强接种 MMR。对未接种的 6 月龄或以上儿童，也应接种麻疹活疫苗。如果在暴露后 72 小时内接种疫苗，则可保护机体免受感染。未接种的儿童在暴露后 6 天内可接种免疫球蛋白进行预防。如果免疫球蛋白的接种剂量大于 0.25ml/kg，则麻疹疫苗接种应推迟 5 个月或更长时间。

对工作人员的建议 由于易感成人容易罹患严重麻疹，所以在幼儿园的工作人员应知道自己的免疫状况，最好是在聘用时就知道，这一点非常重要。尽管对幼儿园工作人员没有特殊建议，但是对于医疗单位的人员和大学的年轻成人来说，建议在就业或入学时，必须有麻疹免疫的证明或已接种 2 剂麻疹疫苗的接种证。对于在幼儿园工作的 1956 年之后出生的工作人员，也应采纳类似建议。如果幼儿园出现麻疹病例，则对所有未患过麻疹或未接种过 2 剂麻疹疫苗的成人，尤其是 1956 年后出生的人，应接种疫苗。

对父母的建议 如果幼儿园出现麻疹病例，应及时告知所有家长，并以书面形式告知上述对儿童的建议，同时，应鼓励家长尽快向医生咨询。要强调这些事项的重要性和紧迫性以及麻疹的传染性。要让家长明白，儿童为易感者，如果不遵从上述建议，则应被隔离，不能到幼儿园，直到麻疹传染的危险性消失，即最后一例病例发病后 4 周。

（赵 露 译 周祖木 校）

第54章

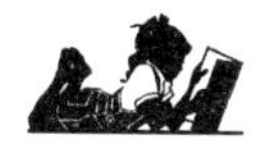

沙 门 菌

Linda A. Waggoner-Fountain

临床表现

沙门菌引起的疾病可以分为四种：伤寒、肠热症、局部感染和腹泻病。

伤寒为伴有或不伴有腹泻的多系统疾病。肠热症为伴有腹泻和高热的综合征，通常会导致菌血症；在出现无症状或有症状的菌血症之后，沙门菌侵袭全身几乎任何器官并导致局部病灶感染，其中以脑膜炎、骨骼感染、尿道感染以及胆囊疾病等最为常见。

胃肠道综合征有多种。最常见的表现是轻中度腹泻伴腹痛、里急后重和发热，该病可在数天内自行痊愈。如摄入严重污染的食物，则会出现食物中毒症状，主要表现为反复呕吐，并可持续数小时。有时沙门菌会引起与志贺菌所致痢疾症状相似的结肠炎。此外，有些患有无痛性沙门菌肠炎但无明显腹泻的幼儿，会出现发育停滞综合征。

病原体

沙门菌为革兰阴性肠道杆菌。伤寒综合征通常由伤寒沙门菌、副伤寒沙门菌（甲型、乙型）和猪霍乱沙门菌引起，而肠胃炎大多由鼠伤寒沙门菌和肠炎沙门菌引起。

流行病学

病原体来源　人类是伤寒的主要传染源，家禽（尤其是鸡）是其他沙门菌感染的传染源。宠物龟是最常见的传染源，需要立法来解决这个问题。鬣蜥（Iguana）、蛇和其他爬行动物仍是潜在的传染源。沙门菌病多见于夏季。

高危人群　儿童沙门菌病的发病率最高，幼儿、老年人和免疫缺陷者在感染后极易发生严重感染。

传播途径　可发生人 - 人传播，虽这种传播方式很少见，但在免疫缺陷者易发生这种传播。最常见的污染来源为被污染的食物，蛋类及含生蛋类食物的风险特别高。因为健康人群通常可以耐受少量沙门菌，故烹饪不当和将被污染食品储存在有利于细菌生长的条件下是重要的流行因素。已经有大量经同源污染的食品导致沙门菌感染流行的案例，这些食品包括新鲜农产品（豆芽、辣椒、西红柿、生菜、瓜类）和多种其他食品，如调味品（黑胡椒、白胡椒）、花生酱、巧克力和奶粉。幼儿园较少发生人 - 人传播。

潜伏期　胃肠炎的潜伏期为 6～72 小时，伤寒的潜伏期为 7～14 天。

诊断

胃肠炎可通过粪便培养做出诊断，某些州卫生部门采用脉冲场凝胶电泳来鉴别亚型。伤寒可通过血液、骨髓、尿液或粪便培养病原体做出诊断。可用伤寒沙门菌 O 抗原和 H 抗原的血清凝集试验进行检测，若伤寒沙门菌抗体滴度大于 1∶160，并且恢复期滴度比急性期升高≥4 倍，可做出诊断。

治疗

必要时给予补液和电解质治疗。一般来说，沙门菌胃肠炎治疗不需使用抗生素，除非是极易引发侵袭性疾病的患者，包括免疫缺陷者、慢性肠炎患者、血红蛋白病患者、痢疾患者、有发育停滞综合征的幼儿以及3月龄以下婴儿。对伤寒患者可给予抗生素治疗，疗程为2周。在体外对病原体敏感和有效的抗生素包括氨苄西林（静脉内给药）、阿莫西林、复方新诺明（静脉内给药或口服）、头孢克肟、头孢噻肟、头孢曲松、阿奇霉素和环丙沙星（用于成人）。非伤寒沙门菌引起的菌血症和病灶感染可使用相同的抗生素进行治疗。

传染期

无症状沙门菌携带者排菌往往可达数月，尤其是5岁以下儿童更为多见。可能由于感染所需的病菌剂量较高，故幼儿园发生沙门菌感染的危险性不高。

感染控制

疫苗　6岁以上儿童可使用口服减毒活疫苗，2岁以上儿童可注射Vi荚膜多糖疫苗。这两种疫苗均适用于伤寒沙门菌携带者的家庭成员、去沙门菌病流行地区的旅行者、与伤寒携带者有长期家庭接触的人员、实验室工作人员及军人等。

禁止入园　儿童腹泻停止前，应被禁止入园。

对其他儿童的建议　如果幼儿园儿童发生沙门菌感染，不需对其他儿童采取特殊措施。如果其他儿童出现腹泻，应及时就诊。

对工作人员的建议 如果幼儿园儿童出现沙门菌感染，除要求严格洗手外，不需采取其他特殊措施。确诊为伤寒的工作人员有临床症状时应暂停工作，不能从事食品相关工作，直至连续3次粪便培养伤寒沙门菌均为阴性。如果病例超过1例，公共卫生部门应协助筛查食品加工人员和潜在的感染者。

对父母的建议 应告知父母在幼儿园发生沙门菌传播的可能性很低，如儿童出现腹泻，应接受检查，并由卫生保健人员进行粪便培养。

（赵 露 译 周祖木 校）

第55章

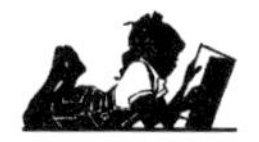

疥　疮

David A. Whiting

临床表现

疥疮可引起奇痒，通常在夜间加剧。皮肤隧道和囊泡提示有螨虫侵扰。隧道可长达5～15cm，通常呈弯曲或S形。螨虫通常寄生于手腕弯曲处、在手尺骨边缘和手指缝，还可累及肘部、腋前皱襞、乳头、生殖器、臀沟和臀部。有时会出现含有螨虫的结节状病变，尤其在臀部和生殖器。小荨麻疹样丘疹、皮肤抓破和结痂等继发性病变可发生在腹部、大腿和臀部。

在婴儿，大疱性病变可发生在手掌和足底。由A群化脓性链球菌和金黄色葡萄球菌引起的继发性感染很常见。结节可以持久存在。头皮损害罕见，通常只发生在婴儿。

病原体

疥疮由人疥螨引起。螨虫为白色，有四对短足，呈半球形。雌性螨虫大小为平均0.3～0.4mm。

流行病学

病原体来源　人体是螨虫的已知唯一来源。

高危人群　在拥挤的宿舍居住和睡觉的人群是感染的高危

人群。疥疮可以在免疫抑制者或精神病患者中广泛传播。

传播途径 疥疮的传播途径是人传人。螨虫离开人体只能存活几天，所以很少通过被褥和衣服传播。

潜伏期 从卵到成虫的潜伏期为14～17天。

诊断

通过显微镜观察到皮肤隧道中的疥螨，即可明确诊断。手腕、手指缝、肘部、腋皱襞、乳头、臀部和生殖器等部位皮肤剧烈瘙痒，在婴儿可累及手掌和足底，以及与其他病人有接触史，可有助诊断。

治疗

仅需门诊治疗。

传统治疗是用1%林丹乳液，从脖子涂抹到脚趾，保持6～8小时。年长儿童和成人保持8～12小时，幼儿最多保持6小时。由于该药可能对中枢神经系统有毒性，不能用于婴儿和重病儿童，也不能用于皮肤发炎或继发感染的儿童。治疗不应在7天内重复进行，林丹乳液浓度不应超过1%，应尽可能使用低浓度。对所有年龄组更安全有效的治疗药物是5%氯菊酯外用药膏，可用该药从头到脚一次性涂抹，维持8～14小时。另一个对幼儿安全的治疗药物是用3%～10%硫磺乳膏，涂抹整个身体，从颈部到脚趾，连续涂抹3个晚上。治疗后通常用家用洗衣机和烘干机洗涤衣物和床上用品。

世界各地的研究显示，口服单剂伊维菌素（一种驱虫药）可有效治疗疥疮。

传染期

只要病人身上有活螨虫存在，就有传染性。

感染控制

疫苗　没有可用的疫苗。

禁止入园　在获得有效治疗前，患儿应该被隔离。

对其他儿童的建议　如果有一名儿童被感染，建议对幼儿园的所有儿童作为感染者进行处理。

对工作人员的建议　建议对托幼机构的所有工作人员进行治疗。

对父母的建议　应对患儿的父母和家庭接触者进行治疗。

（李芳芳 译　潘会明 校）

第56章

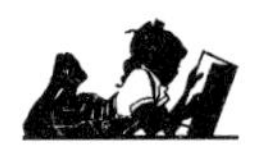

志 贺 菌

Linda A. Waggoner-Fountain

临床表现

志贺菌引起的主要疾病是腹泻。罕见的临床表现是菌血症、溶血性尿毒综合征、肺炎、骨骼感染、脑膜炎、尿道感染和阴道炎等。

由志贺菌引起的腹泻病有三个临床综合征。第一个是典型的细菌性痢疾综合征，表现为低热或中度发热、腹部疼痛、里急后重，往往有少量多次腹泻，粪便含有黏液、白细胞，有时甚至含有血液。如果不使用抗生素治疗，可持续1周或更长。

第二个综合征是小肠腹泻病。其特点是突然发病、高热，有时伴有惊厥，呕吐1次或2次，有大量喷射性水样腹泻。在24～72小时内可自然痊愈。

第三个综合征是上述进展为痢疾的小肠腹泻病。在水样腹泻期，如果粪便显微镜检查可见白细胞，可以预测会出现这种综合征。

病原体

志贺菌为肠道革兰阴性杆菌，其唯一的自然宿主是人。志贺菌有4种。福氏志贺菌在发展中国家最为常见，而宋内志贺菌在发达国家占主导地位。宋内志贺菌和福氏志贺菌在美国最易分离到。痢疾志贺菌不常见，但往往并发溶血性尿毒综合征，危及生命。鲍氏志贺菌罕见。除宋内志贺菌外，每种志贺菌都有几种血清型。

流行病学

病原体来源 人类是该病的唯一传染源。志贺菌没有动物储存宿主。

高危人群 拥挤、卫生条件差和食物缺乏冷藏是危险因素。幼托儿童群体是特别高危的人群。在精神发育迟缓或其他残疾儿童机构，发病率也很高。可发生性传播，尤其是口腔-肛门接触者。

传播途径 通过直接和间接接触污染的食物或饮料经粪-口途径在人与人之间传播。由于志贺菌引起疾病所需病菌量少，故容易通过直接的粪-口接触途径传播。与志贺菌传播有关的食物较多，包括沙拉（土豆、金枪鱼、虾、通心粉和鸡）、生蔬菜、牛乳、乳制品、家禽以及同源的水源。啮齿类动物、苍蝇和蟑螂与病原体的机械传播有关。除营养不良者外，慢性携带状态罕见。

潜伏期 从摄入病原体到出现症状的时间通常为12～48小时，但也可长达7天。

诊断

一般根据粪便中检出病原菌做出诊断。可以用志贺菌特异性DNA探针和DNA PCR两种方法进行检测，但这些检测只在某些临床实验室进行。尚无可用的血清学试验。粪便涂片用亚甲蓝染色可见多形核白细胞，或粪便乳铁蛋白浓度升高，这些结果与志贺菌感染相符。

治疗

痢疾的抗生素治疗可有效缩短病程和降低传染性。志贺菌对抗生素的耐药性不断增加，所以体外药敏试验很重要。对严重疾病，需注射头孢曲松治疗。从美国分离的大多数菌株对头孢曲松和环丙沙星敏感。2008年，对552株分离物进行检测，发现大多数菌株对头孢曲松和环丙沙星敏感，63%的菌株对氨苄西林耐药，41%的菌株对复方新诺明耐药，2%的菌株对萘啶酸耐药。在这些标本中，41%的菌株对3种以上抗生素耐药。在用于儿童的抗菌药物中，复方新诺明最为常用；体外试验对这些菌株敏感的其他有效药物是氨苄西林、阿奇霉素、头孢克肟、四环素、萘啶酸和氟喹诺酮类。氟喹诺酮类尚未获准用于儿童。可用电解质和液体疗法，通过口服补液或静脉输液来治疗。不应使用抗肠道蠕动止泻药，因为这些药物可延长临床病程和排菌时间。

传染期

在开始抗生素治疗平均2天后，粪便培养难以检出志贺菌。未经治疗的病人通常携带病原体7～30天。

感染控制

疫苗　已经有许多受试的候选疫苗，但还没有可供常规使用的疫苗。

禁止入园　应禁止患病儿童入园，直到使用抗生素5天后或连续2次粪便培养阴性，或直到腹泻和全身症状痊愈。

对其他儿童和工作人员的建议　对散发病例不需采取任何

措施。如果出现多个病例，应对所有有症状的儿童和工作人员做粪便培养，以确定和治疗感染者。必要时，应检查和改善洗手行为。

对父母的建议 其他家庭成员有从患儿获得感染的危险性。如果出现腹泻，父母应该告诉医生孩子有志贺菌病。

（李芳芳 译 潘会明 校）

第57章

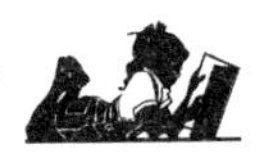

金黄色葡萄球菌感染（脓疱疮、疖、脓肿、蜂窝织炎、淋巴腺炎、骨髓炎、心内膜炎）

Stephanie H. Stovall　Richard F. Jacobs

临床表现

葡萄球菌感染（尤其是金黄色葡萄球菌）通常与皮肤疾病（大疱性脓疱病、疖）、骨骼和关节炎症（骨髓炎、化脓性关节炎）、肺炎和心内膜炎等有关。葡萄球菌可引起各种局部化脓性疾病，还可能引起败血症或毒素介导性疾病（食物中毒、中毒性休克综合征以及金黄色葡萄球菌烫伤样皮肤综合征等）。皮肤和软组织感染是幼儿园儿童最常见的葡萄球菌感染。这些感染的严重程度不同，从脓疱疮到疖（皮下脓肿）、毛囊炎（毛囊感染）、蜂窝织炎或伤口感染。葡萄球菌也是儿童颈部常见的化脓性淋巴腺炎的主要原因。葡萄球菌也可引起呼吸道感染，包括中耳炎、鼻窦炎、乳突炎，而且这些病原体还可导致严重的社区获得性肺炎或继发于病毒性肺炎。

葡萄球菌是儿童骨关节感染的最常见原因，发热跛行、拒绝走路、肢体或关节肿胀的儿童，以及发热和烦躁但无其他明显病因的儿童，应怀疑葡萄球菌感染。葡萄球菌食物中毒的特点是突然发作、严重腹痛、呕吐和腹泻；潜伏期短（30 分钟～7 小时），病程短，有流行病学史和没有发热，这些特点有助于与其他原因的食物中毒相区别。葡萄球菌皮肤烫伤样综合征（SSSS）可根据表皮颗粒层断裂导致表皮脱落来确定。葡萄球菌中毒性休克综合征是一种急性发热性疾病，有低血压、肌痛、呕吐、腹泻、咽炎、皮疹(弥漫性丘疹样剥脱性皮炎/灼伤样表现，随后脱皮)和黏膜炎症。

病原体

金黄色葡萄球菌是一种革兰阳性球菌，在大多数细菌培养基中呈葡萄簇样生长，并可产生凝固酶，这种酶对破坏组织和脓液形成很重要。这种病原体可在需氧和厌氧条件下繁殖，耐热(可达50℃)，耐干燥和高浓度盐，可以在环境表面、服装和污染物上长期生存。由于存在与包被的纤连蛋白和胶原蛋白结合的表面MSCRAMM受体，使金黄色葡萄球菌易于附在异物(如留置导管、瓣膜、缝线)上。在20世纪90年代末以前，对半合成青霉素耐药的金黄色葡萄球菌菌株主要见于有严重医疗暴露的病人。这些菌株中大多数对多种抗生素耐药。在近15年，社区获得性耐甲氧西林金黄色葡萄球菌(CA-MRSA)已越来越受到关注。CA-MRSA已成为皮肤和软组织感染的主要病原菌。目前许多城市报告金黄色葡萄球菌的甲氧西林耐药率大于50%(甚至70%以上)。CA-MRSA与院内感染MRSA一样，对半合成青霉素(如甲氧西林)耐药，通常对红霉素也耐药。这些菌株通常对克林霉素和复方新诺明(甲氧苄氨嘧啶-磺胺甲噁唑，TMP/SMX)敏感。一些CA-MRSA菌株可以编码小的耐药信息盒[大环内酯类—林可酰胺—链酶杀阳菌素B(macrolide-lincosamide-streptogramin B，MLSB)]来诱导克林霉素耐药。对万古霉素的耐药和中度敏感偶尔出现在与医疗机构有广泛接触和全身使用万古霉素多个疗程的病人中。

流行病学

病原体来源 葡萄球菌普遍存在，在大多数环境表面都可发现。金黄色葡萄球菌常寄居于儿童和成人的皮肤和黏膜。常见的寄居部位包括前鼻孔、咽喉、腋窝、手（短暂的）和发炎的皮肤（剥脱性皮炎和慢性皮肤疾病）。

高危人群 新生儿、免疫缺陷儿童、近期手术放置留置设备（血管内导管，脑室 - 腹腔分流术）的儿童是高危人群。拥挤、卫生条件差、感染控制措施不落实是诱发因素。

传播途径 有多种传播途径，接触感染者、接触无症状携带者、空气传播、接触被污染的物体都可传播。

潜伏期 皮肤和软组织感染的潜伏期一般 1～10 天。其他葡萄球菌感染的潜伏期可从数天到数周。毒素介导性疾病通常在感染后 1～10 天发生，但手术后中毒性休克综合征可在数小时内发生。

诊断

流脓、大疱性病变或儿童骨关节感染提示葡萄球菌感染。采集化脓性病变标本作革兰染色涂片检查可以提供假定性诊断。感染材料的培养可作为确诊试验。由于最近分离的 CA-MRSA 菌株有所增加，故对所有分离的菌株应做药敏试验。为了有效评价对克林霉素的可诱导耐药性，应该在克林霉素敏感性报告之前做 D 试验。中毒性休克综合征可根据临床标准进行诊断，但对该综合征的诊断可以没有阳性培养结果。

治疗

应根据疾病的严重程度、病变范围、累及的器官系统、儿童年龄和抗生素敏感性，来决定住院和注射抗生素治疗。对于浅表感染，仅需加强局部护理和局部抗生素治疗。对脓肿应外科手术引流。对葡萄球菌的治疗主要仍使用抗生素。必须根据敏感性试验(包括克林霉素的D试验)结果再选用抗生素。大多数轻中度葡萄球菌感染可口服抗生素治疗7～10天。在等待药敏试验期间，轻中度金黄色葡萄球菌感染的经验性治疗通常包括克林霉素或甲氧苄啶-磺胺甲噁唑。然而，对严重疾病或侵袭性疾病的初始治疗应包括万古霉素。有些部位感染发生严重葡萄球菌疾病(如肺炎、心内膜炎)时，必须持续静脉用药治疗。侵袭性MRSA感染或播散性感染的诊断应及时咨询儿科传染病专家，并可采用联合治疗，使用万古霉素治疗或使用替代药物如利奈唑胺或达托霉素治疗。

传染期

对葡萄球菌感染病灶流脓的病人，应在其病灶上覆盖干净、干燥的敷料。所有工作人员和儿童保持适当的手卫生对预防传播至关重要。

感染控制

疫苗 尚无可用的疫苗。

禁止入园 金黄色葡萄球菌感染流脓的儿童在校或在园期间，必须在病灶上覆盖清洁、干燥的敷料。如果不能做到这一点，应禁止儿童入学入园，直到伤口病情痊愈。

对其他儿童的建议 最好的建议是预防传播。预防措施包括正确的消毒措施、正确的洗手方法、避免感染性伤口开放、改善卫生条件、减少拥挤等。疑似葡萄球菌感染的儿童应到儿科医生那里就诊。在发生多例病例(暴发)时,所有受感染儿童应该到儿科医生那里就诊,应与当地专家和公共卫生官员讨论考虑暂时关闭机构,直到感染被控制。在发生MRSA暴发时,采取隔离和正确的洗手措施至关重要。

对工作人员的建议 对相关的工作人员应实施接触隔离措施,加强洗手,对受感染儿童早发现和早治疗。除非发生流行,对接触者不需常规细菌培养或抗生素治疗(口服或局部使用)。

对父母的建议 父母应该密切观察葡萄球菌感染的早期症状,以便及时发现和治疗。对有症状儿童或虽无症状但有葡萄球菌疾病临床证据的儿童,应带到当地儿科医生进行诊断和治疗。

(李芳芳 译 潘会明 校)

第58章

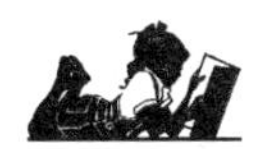

链球菌感染(蜂窝织炎、脓疱疮、咽炎)

Stephanie H. Stovall　Richard F. Jacobs

临床表现

与A群β溶血性链球菌(GABHS)相关的最常见疾病是咽炎和脓疱疮。咽炎的严重程度差别很大,从亚临床感染(30%～50%)到严重疾病,表现为高热、恶心、呕吐和身体衰竭(不到10%)。该病起病急、咽痛、发热、头痛或腹痛。咽和扁桃体经常出现红肿伴分泌物渗出(50%～90%)和腭部瘀斑。渗出物通常在感染后2天出现,为乳黄色,并从早期的离散状态发展为融合状态。有40%～60%的病例颈部淋巴结肿大、触痛。如果不发生化脓性并发症(扁桃体周围脓肿),临床症状通常在3～5天后自然消退。可以发生婴儿型(3岁以下儿童)A组β-溶血性链球菌感染,表现为长时间的持续脓涕、发热和淋巴结肿大。可在感染后10天(肾炎)～18天(急性风湿热)发生非化脓性并发症。猩红热是A群β-溶血性链球菌感染的一种疾病,表现为躯干红色丘疹,在数小时到数天内向周围蔓延。对典型的"砂纸"皮疹会压之褪色,通常会脱屑,在关节褶皱处有瘀点(帕氏线),与草莓舌及口唇红肿有关。猩红热往往伴发咽炎,但也可伴发皮肤A群β-溶血性链球菌感染。此等临床表现应考虑到川崎综合征的临床鉴别诊断。

猩红热样皮疹也可并发脓疱疮,而脓疱疮是A群β-溶血性链球菌感染最常见的皮肤表现。脓疱病灶最易发生在皮肤抓破的部位，如昆虫叮咬处，A 群 β- 溶血性链球菌可由此侵入正常皮肤。皮损病灶开始时通常为浅表性疱疹或红斑性脓疱，进一步发展为较厚的黄色结痂病变，病程可达数天到数周。脓疱很少伴有发热、全身症状。葡萄球菌继发感染很常见，并可导致化脓性脓疱或蜂窝织炎。这种浅表性脓皮病可导致皮肤疾病（湿疹）、创伤或烧伤恶化。肾小球肾炎是最常见的非化脓性并发症，潜伏期大约 3 周。

其他的 A 群 β 溶血性链球菌感染包括更严重的皮肤感染（蜂窝织炎、丹毒）、中耳炎、鼻窦炎、肺炎、肛周蜂窝织炎、阴道炎和侵袭性疾病（链球菌中毒性休克综合征、坏死性筋膜炎）；通常在水痘 - 带状疱疹病毒感染后发生。

病原体

A 群 β 溶血性链球菌是革兰阳性球菌，呈链状，在血琼脂平板上可产生明显的溶血（β）。根据对血琼脂上杆菌肽纸片的敏感性（抑制），对 A 群 β 溶血性链球菌与其他链球菌进行鉴别。根据表面蛋白（M 蛋白）进行血清学分型，将 A 组 β 溶血性链球菌分为 80 多个型。一些 A 群 β 溶血性链球菌菌株可导致风湿病，也可导致急性风湿热暴发，其他菌株与侵入性疾病有关。一些菌株携带几种外毒素，其中一种可引起中毒性休克综合征。这些外毒素可引起炎症级联反应（inflammatory cascade），导致毛细血管渗漏和低血压。

流行病学

病原体来源 上呼吸道及皮肤病损是 A 群 β 溶血性链球菌最常见的来源。业已报告，侵袭性疾病患者的密切接触者中发生了侵袭性 A 群 β 溶血性链球菌病病例。受污染的食物或牛奶引起了一些暴发，而肛门携带者与数起医院暴发有关。最近的证据表明，幼托机构的年幼儿童有A群β溶血性链球菌定殖。最近已发表了数起幼儿园A群β溶血性链球菌暴发的报告。

高危人群　拥挤、卫生条件差、对感染儿童处理不当是A群β溶血性链球菌导致疾病和传播的高危因素。3岁以下儿童发生A群β溶血性链球菌咽炎的可能性低。诊断为急性风湿热的儿童是感染和复发的高危人群。感染水痘-带状疱疹病毒的儿童易患侵袭性A群β溶血性链球菌疾病。

传播途径　通过大的呼吸道飞沫（不是气溶胶）的直接转移、呼吸道分泌物或感染者皮肤病灶的物理转移等与感染者的密切接触而传播。

潜伏期　链球菌性咽炎：12小时～4天。链球菌脓疱病：数天到数周（通常为10天左右）。侵袭性A群β溶血性链球菌疾病：数天到1周（病例报告）。中毒性休克综合征：可在感染细菌后数小时内发生。

诊断

看护人员可以根据临床表现和流行病学史高度怀疑链球菌疾病。从扁桃体咽部或感染的皮肤病灶采样培养，如分离出A群β溶血性链球菌，可以确诊。由于这个方法花费时间较长，现开发了数种快速检测试剂盒，可在数分钟到数小时内确定A群β溶血性链球菌咽炎。这些快速诊断试剂盒的特异度通常非常好，但灵敏度普遍不稳定，所以对以治疗为目的的阴性检测结果解释应谨慎，特别是在风湿热流行的地区。对这些病例应做细菌培养以确证这些快速检测阴性结果。快速抗原检测阳性或定性、定量培养阳性，不能区别A群β溶血性链球菌咽部携带与急性A群β溶血性链球菌疾病。流行病学因素、临床症状和体征可用于确定A群β溶血性链球菌试验的需求，以避免对有A群β溶血性链球菌寄居但表现为病毒性咽炎的患者作不必要的治疗。

治疗

对A群β溶血性链球菌咽炎的治疗可使用抗生素，青霉素是首选药物。通常给予单剂长效青霉素，肌内注射，或口服青霉素，整个疗程10天。因气味关系，阿莫西林混悬液比青霉素混悬液往往更优先使用。对青霉素有Ⅰ型超敏反应史的患者，无论是窄谱头孢菌素类或克林霉素，都是有效和合适的选择。红霉素或阿奇霉素也可以使用，但是其耐药率正在变化，在美国一些地区可能超过8%。大多数治疗失败是由不依从所致，而非细菌学治疗本身失败所致。由于耐药和不能消除呼吸道病原微生物，磺胺类药物和四环素都不能用于治疗A群β溶血性链球菌感染。对于A群β溶血性链球菌脓疱疮，清洁局部皮损是有效的。口服青霉素或使用抗葡萄球菌的抗生素对皮损较多儿童可能是有益的。只有化脓性疾病（扁桃体周围脓肿、蜂窝织炎、丹毒等）或非化脓性并发症需要住院治疗。目前对侵袭性A群β溶血性链球菌疾病治疗的建议是联合使用青霉素和克林霉素。

传染期

传染性最强的时期是疾病的急性期，大多数继发性病例在感染后2周内发生。

感染控制

疫苗 没有可用的疫苗。然而，接种水痘-带状疱疹病毒疫苗可以降低水痘相关的侵袭性A群β溶血性链球菌疾病的风险。流感疫苗可以降低流感相关的A群β溶血性链球菌疾病并发症的风险。

禁止入园 受感染的儿童应避免与其他儿童接触，直到开始适当的治疗后至少24小时。

对其他儿童的建议 目前最好的控制措施是及时发现和治疗A群β溶血性链球菌感染。对侵袭性A群β溶血性链球菌疾病目前最好的控制措施是接种水痘带状疱疹病毒疫苗和流感疫苗。

对与最近有临床表现的A群β溶血性链球菌感染患者有接触的人员，应进行细菌培养，如果培养阳性，应进行治疗，以减少传播和非化脓性并发症。兄弟姐妹的感染率确实较高，可高达50%。

对于咽喉细菌培养或抗原检测在确定接触者为A群β溶血性链球菌感染高危人群方面的有用性，尚无可获得的数据，难以提出相应的建议。因为接触者发生链球菌感染的风险低，因此在家庭、学校或托幼机构通常不推荐药物预防。然而，一些专家鼓励对有其他严重A群β溶血性链球菌疾病高危因素的患者(如人类免疫缺陷病毒感染者、65岁以上者、糖尿病患者)以及与严重侵袭性A群β溶血性链球菌疾病患者有密切接触者，考虑使用药物预防。现已对消除慢性携带者A群β溶血性链球菌的多个治疗方案进行研究，结果在众多候选方案中，最简单有效的药物是克林霉素。

对工作人员建议 在没有流行的情况下，只对有症状工作人员进行细菌培养，如果培养阳性，对其进行治疗。对无症状的儿童或工作人员，没有必要进行筛检，特别是在没有流行的情况下。在发生流行或家庭中有儿童患急性风湿热时，对接触者进行选择性培养可能是必要的。

对父母的建议 如果孩子出现症状，应该找当地儿科医生作诊断性检测，如果检测阳性，应给予治疗。如果孩子以往有急性风湿热的诊断，并且与确诊A群β溶血性链球菌患者有密切接触史，应将其带到当地儿科医生那里做细菌培养，并开始预防性服用抗生素，以预防风湿热复发。儿童应该接种水痘疫苗和流感疫苗。

（李芳芳 译 潘会明 校）

第59章

梅毒(梅毒螺旋体)

Michael F. Rein

临床表现

梅毒是一种极为多变和复杂的疾病。在幼儿园可能会遇到两种类型的梅毒：先天性梅毒和后天性梅毒。早期先天性梅毒通常在出生后头3个月内出现症状，包括全身性皮疹、肝肿大或脾肿大、全身淋巴结肿大和脑膜炎等。全身性皮疹可呈大疱性，通常累及手掌和足底，但通常局限于尿布区。特别有公共卫生意义的是流涕和黏膜斑(口腔内无痛性溃疡)，这两种情况都含有大量病原体，而且有高度传染性。可在肛门或阴道周围发生疣状病变，称为扁平湿疣。晚期先天性梅毒无传染性，但有各种各样的骨骼病变，包括前额突出、佩刀胫、马鞍鼻或切牙开槽。也可表现为间质性角膜炎，在5～16岁发生的角膜炎症，轻中度神经性耳聋。

后天性梅毒通过接触感染的皮损，通常是通过性接触获得感染。被感染的患者在病原体接种点出现无痛性硬下疳，其确切部位取决于引起感染的行为(如口周或肛周)。数周或数月后发展为第二期梅毒，由最初的非特异性发热性疾病，发展为遍布全身的相对无痛性皮疹和全身淋巴结肿大。可能有斑片状脱发和黏膜斑。干性皮肤病灶没有传染性，但黏膜斑含有大量的病原体，有传染性。第二期梅毒也可表现为肝炎或肾炎。第一期和第二期梅毒即使未经特异性治疗也可消退，但病人仍有传染性。如果对其他传染病使用抗生素治疗，也可以减轻或完全掩盖梅毒的临床表现。

病原体

梅毒螺旋体是一种不能在外界环境中生存的螺旋体。它能穿透黏膜甚至看似完整的皮肤，并对许多抗生素仍有高度敏感性。

流行病学

病原体来源 胎儿可以从通过胎盘的母体血液感染螺旋体。新生儿也可在母亲分娩过程中感染病原体。年长儿童几乎完全通过性途径获得感染。

高危人群 为孕妇梅毒患者，而先天性梅毒通常与母亲年轻、贫困和心理社会问题有关。患有梅毒的年长儿童往往有相似的背景和(或)遭受感染者的性侵。

传播途径 出生后通过直接接触传染性物质获得病原体感染。因此，对感染梅毒的年长儿童必须进行性侵评估。但是，病原体可以通过血液传播，也可通过第二期梅毒的皮损(如口腔黏膜斑)传播。

潜伏期 后天性梅毒的潜伏期一般为10～21天，但也可延长到90天。

诊断

梅毒的大部分病程为亚临床表现或呈潜伏状态，因此通常根据血清梅毒螺旋体试验(如快速血浆反应素试验，RPR)检测抗体做出诊断，如果检测阳性，再用梅毒螺旋体试验，如荧光密螺旋体抗体吸附试验(FTA-ABS)、微量梅毒螺旋体血凝试验（MHA-TP）和梅毒螺旋体颗粒凝集试验[TP-PA]）进行确证。对新生儿的诊断更为复杂，因为从母体获得的抗体与婴儿的免疫反应相混淆可达数月。可以用暗视野显微镜观察到下疳、扁平湿疣、黏膜斑以及被感染的新生儿鼻腔分泌物中的病原体。

治疗

青霉素治疗先天性或后天性梅毒仍然有效。对先天性梅毒患儿，可使用普鲁卡因青霉素，肌内注射，每日1次，或使用粉剂青霉素G，静脉注射，连续10天。先天性梅毒的静脉和肌内注射治疗通常需要住院。对遭性侵儿童也可以住院治疗。1月龄以上的后天性梅毒患儿以及一些体检正常但有先天性梅毒感染风险的儿童，可以用单剂苄星青霉素治疗，肌内注射。至关重要的是要使用苄星青霉素G（Bicillin L-A）而不用苄星青霉素G/普鲁卡因青霉素（Bicillin C-R）进行治疗。对青霉素过敏者的治疗较为复杂，应向专家咨询后再治疗。

先天性梅毒应被视为一个“卫生事件哨兵”，预示家庭卫生保健工作的失败。对后天性梅毒必须做性侵评估。对患有梅毒的儿童，也应对其他性传播疾病进行评估，包括人类免疫缺陷病毒感染。

传染期

感染者接受有效治疗后24小时内不再有传染性。如果未经治疗，传染期可能会持续数月。

感染控制

疫苗　尚无可用的疫苗。

禁止入园 在给予有效治疗后的当天，儿童就可返回托幼机构。

对其他儿童的建议 梅毒通过非性途径传播给其他儿童的风险很低，但确实存在。如果儿童通过其他途径获得感染，并已被治疗，则没有必要对其采取进一步的感染控制措施。然而，儿童可能会有情绪和行为问题的风险。

对工作人员的建议 仔细洗手，必要时可使用抗菌凝胶和乳液。对工作人员的传播风险很低，但确实存在。

对父母的建议 如果儿童不是在幼儿园获得感染，则不必告知其他家长，因为发生这种病易遭到歧视，而且传播风险极低。如托幼机构涉及司法案件时，可对该病进行检查。

（李芳芳 译 潘会明 校）

第60章

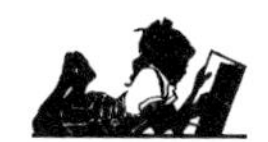

头癣、体癣、股癣和足癣

David A. Whiting

临床表现

头癣：这种疾病会导致局部脱发。斑块各异，有界限清楚的圆形病灶，也有难以发现的头发稀疏区域，既模糊不清又不规则。可有红斑和鳞屑，严重程度从轻微到严重不等。在美国，感染断发毛癣菌后，受累头发一般在洗头时会折断并出现黑点。当感染犬小孢子菌时，偶尔呈灰白色，在皮肤表面上1～3mm处折断。头皮癣可有各种炎症，有时会引起波动性、沼泽样化脓性肿块并导致脱发，即所谓的脓癣感染。男性和女性头癣发病率相同。5岁时头癣发病率达到高峰，通常会在青春期消失，但成年人可以感染黑点癣、黄癣。

体癣：这种疾病通常开始时呈小的微红鳞状丘疹，有瘙痒，并逐渐向外扩展，中间清晰，形成鳞片边缘、中心清晰的环形病变。有时，在扩展皮肤病灶的中心形成新的皮肤病灶，并向外扩展导致同心环。病灶通常是单个，但如果是多个，则病灶往往呈单侧或者至少为不对称。

股癣：青春期前这种疾病罕见。主要临床表现为腹股沟和大腿内侧出现红色鳞屑性皮损，有瘙痒，并可延伸至肛门周围直至臀部，鳞片边缘向周围扩展，中央清晰。多种类型的股癣，特别是深红色毛癣菌引起的股癣，可以在生殖器周围出现大环状皮损。

足癣：在青春期前这种疾病也少见。足癣有三种类型，即趾间型、水疱型和鳞屑角化型。趾间型通常从一侧趾蹼开始向中央部位蔓延，水疱型通常累及足背。除鳞屑角化型足癣外，皮损病灶通常是单侧、不对称；鳞屑角化型在双足可见弥散性鳞屑。天热和出汗可使足癣病情加重。

病原体

癣是由一种或多种皮肤癣菌引起的传染病，这些癣菌属于不完全菌（半知菌门）的毛癣菌属、小孢霉属和表皮癣菌属。感染局限于角蛋白、死亡的皮肤角质、毛发、指甲。目前，已确定人类皮肤癣菌 39 种，其中 21 种为毛癣菌属、16 种为小孢霉属，2 种为表皮癣菌属。几乎所有的人类癣病由 16 种癣菌引起，其中美国常见的只有 5 种，即红色毛癣菌（*T. rubrum*）、断发癣菌（*T. tonsurans*）、须发癣菌（*T. mentagrophytes*）、絮状表皮癣菌（*E. floccosum*）和犬小孢子菌（*M. canis*）。罕见的病原菌有舍恩来因发癣菌（*T. schoenleini*）、紫色毛癣菌（*T. violaceum*）、疣状毛癣菌（*T. verrucosum*）、玫瑰毛癣菌（*T. megninii*）、土生毛癣菌（*T. terrestre*）、奥杜盎小孢子菌（*M. audouinii*）、扭曲小孢子菌（*M. distortum*）、石膏样小孢子菌（*M. gypseum*）、铁锈色小孢子菌（*M. ferrugineum*）、矮小孢子菌（*M. nanum*）和黄褐色小孢子菌（*M. fulvum*）。

流行病学

病原体来源 嗜人类（人源性）：断发癣菌、红色毛癣菌、须发癣菌、絮状表皮癣菌；嗜动物类（动物源）：犬小孢子菌、须发癣菌、疣状毛癣菌。嗜土类（土源性）：石膏样小孢子菌。头癣的感染模式：小孢子毛外癣菌：奥杜盎小孢子菌、犬小孢子菌和铁锈色小孢子菌；大孢子毛外癣菌：须发癣菌（趾间）、疣状毛癣菌和玫瑰毛癣菌；毛内感染模式：断发癣菌、紫色毛癣菌、苏丹毛癣菌（*T. soudanense*）、格威里毛癣菌（*T. gourvilii*）和赤非毛癣菌（*T. yaoundei*）。头发黄癣感染模式（无孢子）：舍恩来因发癣菌（*T. schoenleini*）。

高危人群 2～20岁，特别是儿童。头与头密切接触容易感染头癣。与牛和马接触可导致动物癣。

传播途径 癣通过与人、动物、土壤的直接接触而传播，或间接接触受污染的梳子、刷子、帽子、毛巾、枕头、被褥或衣服而传播。

潜伏期 从感染到显微镜检出需3～5天，到出现临床表现需2～3周。疾病可播散3～4个月，然后进入顽固期，此后可发生自行消退。

诊断

可根据临床表现做出诊断；一些头癣病例用伍德灯（Wood's light）检查阳性；皮肤、头发和指甲经氢氧化钾制剂处理后，用显微镜检查可观察到真菌菌丝；还可通过真菌培养诊断。

治疗

所有治疗可在门诊进行。

头癣：首选灰黄霉素，口服，连续6～12周。其次可选择酮康唑，连续6～12周。其他有效的药物包括口服伊曲康唑、氟康唑和特比萘芬。为了防止交叉感染，要修剪受累的头发，用2.5%硫化硒洗发剂洗头，每周2次；对于体癣，每天外用抗真菌制剂。

体癣：外用克霉唑、益康唑、酮康唑、硝酸咪康唑、奥昔康唑、硫康唑、萘替芬、特比萘芬或环吡酮胺，每天一次或两次。可使用水杨酸和苯甲酸复方制剂。对严重病例，推荐口服灰黄霉素、特比萘芬或伊曲康唑。

足癣：在炎症期，可用复方硫酸铝溶液（Burow 溶液）或高锰酸钾溶液泡脚。对于体癣，可局部治疗真菌感染，也可用十一烯酸盐粉剂洒在袜子里。必要时口服灰黄霉素、伊曲康唑或特比萘芬（见上述）。

股癣：对股癣可外用抗真菌药物治疗。此外，对大范围皮损病人有必要口服灰黄霉素或特比萘芬。

传染期

只要在氢氧化钾处理的组织或培养物中发现入侵的病原体，该患者就有传染性。头癣可以持续 3 个月至数年。体癣与股癣、足癣一样，可以持续或复发多年。

感染控制

疫苗 尚无可用的疫苗。

禁止入园 开始有效治疗后不需隔离。

对其他儿童的建议 注意观察感染的发展情况，必要时进行治疗。

对工作人员的建议 注意观察感染的发展情况，必要时进行治疗。

对父母的建议 如托幼机构发生癣病病例，应告知父母。家长应注意观察感染的发展情况，必要时，可到医院诊治。

（李芳芳 译 潘会明 校）

第61章

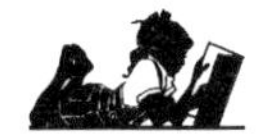

弓 蛔 虫

Jonathan P. Moorman

临床表现

弓蛔虫病的临床表现取决于摄入幼虫量的多少，摄入少量幼虫者可能无症状，而大量摄入者可发生内脏幼虫移行症。内脏幼虫移行症的典型表现为发热、肝肿大、嗜酸性粒细胞增多和高丙种球蛋白血症。也可出现咳嗽、喘鸣以及肺部浸润，偶可发生心肌炎或脑炎。弓蛔虫幼虫可侵入眼部，引起视网膜肉芽肿或眼内炎，偶尔会导致失明。眼幼虫移行症没有肝肿大或嗜酸性粒细胞增多等症状，也很少与内脏幼虫移行症同时发生。

病原体

弓蛔虫病由犬弓首蛔虫和猫弓首蛔虫引起，这两种蛔虫在狗和猫中常见。美国大多数病例是由犬蛔虫导致的。其他寄生虫感染通常很少引起内脏幼虫移行症。狗和猫通常感染弓蛔虫属，大多数在年幼时就被感染。寄居在被感染动物体内的成虫随粪便排出虫卵，这些虫卵在土壤中发育数周后成为感染性虫卵，被人类摄入后在小肠内发育成幼虫，从而导致宿主罹患弓蛔虫病。幼虫可穿过肠壁，开始在宿主组织中移行。幼虫不能在人体内正常发育，因而不会发育为成虫，也不能在人粪便中排卵。在迁移一段时间后，人类宿主体内的幼虫最终死亡。

流行病学

病原体来源 蛔虫感染多发生在温带和热带地区，在犬较多和卫生条件差的地方尤为常见。随犬和猫粪便排出的虫卵约3周后就具有感染性，并可在自然环境中存在数月。公园和游乐场所遭受污染往往较为严重，成为感染性虫卵的现成来源。即使摄入少量的泥土，也可导致大量感染性虫卵的传播。

高危人群 6岁以下儿童患弓蛔虫病风险较高，因为他们更容易摄入泥土，并且易通过土壤污染手和食物。

传播途径 人类通过误食含有感染性虫卵的土壤而感染弓蛔虫。幼儿食土癖以及年长儿童的手或食物被感染性虫卵污染为常见的传播方式。由于人类不会随粪便排出虫卵，因而不会发生人-人传播。

潜伏期 从获得感染到发生内脏幼虫移行症的时间从数天到数月不等。虽然尚无定论，但是眼幼虫移行症的潜伏期更长，从数月到数年不等。

诊断

如儿童有食土癖史或接触有嗜酸性粒细胞增多以及高丙种球蛋白血症的犬，应考虑到内脏幼虫移行症。弓蛔虫病也往往发生A、B血型抗原的同种血凝素滴度升高。肝活检发现幼虫即可确诊，但通常极难找到幼虫，因此肝活检阴性并不能排除诊断。美国疾病预防控制中心可采用酶联免疫吸附试验进行血清学诊断。

治疗

迄今尚无对照研究证实弓蛔虫病治疗药物的有效性。当前使用甲苯达唑和阿苯达唑治疗弓蛔虫病，且不良反应较小。美国食品药品管理局（FDA）认为这些药物治疗该病为研究性，对治疗是否会加重病情尚不清楚。有报告称用乙胺嗪治疗可减轻某些患者的症状，也有用糖皮质激素治疗心脏或中枢神经系统明显受损的弓蛔虫病患者。对眼幼虫移行症尚无理想的治疗方案，过去通常使用驱虫剂或糖皮质激素进行治疗。

传染期

人弓蛔虫病无传染性。

感染控制

疫苗 尚无疫苗可用。

禁止入园 弓蛔虫病患儿不会将该病传给他人，因而不需禁止入园。

对其他儿童的建议 幼儿园的其他儿童如果摄入含感染性虫卵的污物，就可发生弓蛔虫病。鉴于大多数社区的感染性虫卵流行率高，应禁止儿童食用污物，加强良好的卫生。

对工作人员的建议 工作人员应保持良好的卫生习惯，尽量减少接触感染性弓蛔虫虫卵的机会。也应采取措施减少儿童的暴露机会，禁止儿童食用泥土；覆盖游乐区域（如大沙箱）以防动物排便。

对父母的建议 弓蛔虫病患儿不会将该病传给自己的兄弟姐妹，因此家长大可放心。但是要告知他们弓蛔虫病的传播方式，强调要禁止孩子食用泥土，并妥善处理猫犬粪便。应鼓励宠物主人向兽医寻求专业建议，给小猫小犬进行适当的驱虫治疗，避免孩子暴露于弓蛔虫。此外，对犬，尤其是幼犬，应该定期检查体内寄生虫情况。

（田 雨译 赵 露校）

第62章

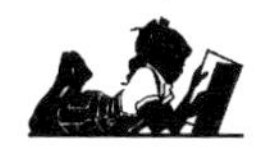

毛首鞭形线虫(鞭虫)

Jonathan P. Moorman

临床表现

毛首鞭形线虫感染的临床表现取决于感染程度、持续时间和感染者年龄。轻度感染通常无症状。重度感染多见于幼儿，可表现为营养不良、轻度贫血、弥漫性结肠炎、慢性腹泻以及直肠脱垂。中度感染就可导致生长发育迟缓。

病原体

毛首鞭形线虫是一种肠道线虫，又称人鞭虫。人类通过摄入患者粪便中的感染性虫卵而患鞭虫病。鞭虫卵在小肠内发育为幼虫，幼虫发育为成虫，并附着于盲肠和升结肠黏膜表面，可存活5年。雌虫所产的卵随粪便排出，在适宜的土壤、湿度、温度条件下，经过11～30天，发育成为感染期卵。未受孕的卵无传染性。

流行病学

病原体来源　虽然在世界各地均有毛首鞭形线虫感染，但热带地区，特别是卫生条件差的拥挤的地区，流行最为严重。感染性虫卵可见于被人粪便污染的土壤，可通过直接摄入污染的土壤或通过间接接触污染的手、餐具或食物而获得感染。

高危人群 在毛首鞭形线虫呈地方性流行的地区，孩子通常在 2 岁前就被感染，再次感染常见。幼儿感染通常由食土癖所致，而年长儿童或成人感染则大多通过苍蝇和昆虫的间接污染所致。

传播途径 鞭虫病通过摄入感染性虫卵而传播。毛首鞭形线虫虫卵只有在土壤中发育后才有感染性，因此不会发生人-人传播。

潜伏期 从感染毛首鞭形线虫到在粪便中排出虫卵需要 30～90 天，而从感染到出现症状的时间尚无定论。

诊断

如粪便镜检发现特征性虫卵，则易于确诊。对有症状的患者，确定蠕虫感染的程度极为重要，因为轻度鞭虫感染极少引起明显症状，如有明显症状提示存在其他疾病的可能。严重感染时可在直肠镜检查或直肠脱垂时检出成虫。出现嗜酸性粒细胞增多症罕见。

治疗

在鞭虫病呈地方性流行且再次感染常见的国家，发生轻度感染时通常不予治疗。但是在美国，一般口服甲苯咪唑治疗毛首鞭形线虫感染。尽管甲苯咪唑似乎有一定疗效且毒性低，但是有关该药物用于 2 岁以下儿童的资料仍很有限。伊维菌素和阿苯达唑可作为替代药物，但这些药物用于该病的治疗还没有获得 FDA 的批准。

传染期

如果不治疗，鞭虫病传染期可持续多年。

感染控制

疫苗　尚无可用的疫苗。

禁止入园　对鞭虫病患儿不需要隔离，也不需禁止入园。不会发生人-人传播。随粪便排出的鞭虫卵并非马上就有传染性。

对其他儿童的建议　幼儿园的其他儿童只有摄入在土壤中发育数周的感染性虫卵才会感染鞭虫病。如果幼儿园存在粪便污染问题，必须禁止儿童直接或间接通过污染的手或食物摄入受染的泥土。

对工作人员的建议　应避免食物、餐具或手被含有感染性虫卵的土壤意外污染。工作人员应保持良好的洗手习惯并妥善处理粪便。

对父母的建议　应告知父母鞭虫病的传播方式，不会通过人-人传播感染孩子，因而大可放心。在鞭虫的地方性流行地区，应向父母强调阻抑幼儿食土癖和鼓励年长儿童养成良好卫生习惯的必要性。

（田　雨译　赵　露校）

第63章

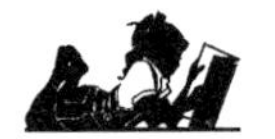

结 核 病

Tania A. Thomas

临床表现

结核病有多种表现形式，从无症状的“潜在性”感染到严重播散型疾病。暴露于结核病后，机体致力于控制感染而导致的相对休眠状态被称为“潜在性结核病”。然而，对于某些人来说，免疫系统无法控制感染，从而导致有症状的活动性疾病，这种疾病在初次感染后数周到数十年均可发生。结核病的典型症状包括咳嗽、发热、食欲不振、体重减轻、体能降低，偶尔可盗汗；由于儿童年龄的关系，有些症状可能较为轻微或缺乏。

大体上只有 5%～10% 的 2 岁以上潜在性结核病患儿会发展为活动性疾病。2 岁以下儿童在感染后发展为活动性结核的风险较高，1 岁以下感染结核的儿童中，大约 50% 会发展为活动性结核；1～2 岁感染结核的儿童中，约 25% 会发展为活动性结核。年幼儿童不仅发生疾病的风险较高，而且在感染后往往很快出现症状，也易发生播散性疾病，包括脑膜炎。

肺结核是结核感染的最常见表现。原发性肺结核患儿有发热、咳嗽、食欲减退、体重减轻，偶尔可出现喘鸣。这些儿童在体检时偶尔可出现肺部的异常声音，包括啰音和哮鸣音。患儿胸部 X 线检查往往显示肺门及气管旁淋巴结肿大，也可显示肺部浸润。青少年和成年人患者胸部 X 线检查可见空洞性病灶和更广泛的浸润，但在幼儿较为少见。同样，排痰性咳嗽和痰中带血的典型症状在幼儿中非常罕见。

颈部淋巴结感染（淋巴结核）是结核分枝杆菌所致疾病的另一种早期症状，通常表现为颈部浅表淋巴结的无痛性肿大。检查发现淋巴结肿大，但触之未觉温热。随着时间的推移，淋巴结可成串状，偶尔也会排出脓性物质。

有时分枝杆菌可通过淋巴系统和血流从肺部感染的原发部位播散到其他器官，引起肺外结核病。其临床表现依感染时年龄、宿主易感性和感染剂量而定。结核病最严重的并发症是粟粒性疾病和脑膜炎，这两种疾病可在初始感染后数月内发生。粟粒性结核通常是指累及多器官的播散性疾病，可呈隐匿性或突然发病。胸部X线显示的典型表现为两肺野布满小的、均匀的粟粒样病灶。约2%的结核病患儿发生脑膜炎，以5岁以下儿童为多。如果没有早期发现和及早治疗，结核性脑膜炎的病死率高，而且幸存者可发生许多严重的神经系统后遗症。开始抗结核治疗越晚，病死率越高。

其他患病部位包括骨和关节，最值得注意的是椎骨（Pott病），该病通常发生在初次感染后至少1～2年。受累较少的部位包括咽喉、腹部、肾脏、生殖道、耳朵、眼睛和皮肤。如这些晚期并发症的发现和治疗较晚，可导致身体慢性消瘦和身体畸形。可以通过治疗无症状结核感染或早期肺部疾病来预防这些各种类型的疾病。

病原体

引起结核病的病原菌是结核分枝杆菌，通常被称为“结核杆菌”。通过特殊的染料对体液进行染色，然后在光学显微镜下检查，因分枝杆菌有“抗酸”特性，在染色后呈现红色杆状，据此可初步确定为分枝杆菌。这种病原菌生长缓慢，在传统培养基上需要培养6周以上才可被分离。自动化系统（如BACTEC）

仅需要培养1～2周就可分离出病原体。由于结核分枝杆菌与其他分枝杆菌相似，故在病原体分离后，还需做进一步的生化或分子学试验才能确认其是否为结核分枝杆菌。对分离的感染性病原体进行体外药敏试验至关重要。在近几十年，结核分枝杆菌对常用的抗结核药物已产生耐药性。如果对两种最有效的一线药物耐药，称为耐多药（MDR）结核病；如果在此基础上还对二线药物耐药，称为广泛耐药（XDR）结核病。虽然耐药结核病在发展中国家更为常见，但在美国耐药结核病已占全国所有病例的3%～5%。

流行病学

病原体来源 有活动性呼吸道症状的成人或青少年结核病患者是儿童感染结核分枝杆菌的主要来源。虽然牛结核分枝杆菌可引起动物（尤其是奶牛）疾病，但在美国很少引起人类感染和疾病，除非食用的生牛奶或奶酪是来自受感染的动物。这个区别很重要，因为牛结核分枝杆菌通常对治疗结核分枝杆菌的吡嗪酰胺有耐药性。犬容易感染人型结核菌，但几乎没有证据支持犬在儿童结核病感染传播中所起的作用。

高危人群 高危人群可分为结核病感染率高的人群和一旦被感染发展为活动性结核病的高危人群。

结核病感染率高的人群包括：

- 在结核病呈地方性流行的国家出生的人。
- 居住在结核病呈地方性流行的国家或经常去这些国家旅行的人。
- 无家可归者。
- 聚集性场所（包括教养所、收容所和养老院）的收容对象和工作人员。
- 医护人员。

- 暴露于上述高危机构成人的婴儿和儿童。

一旦被感染发展为活动性结核病的高危险人群包括：

- 在年龄谱两端的人员（<5岁和>65岁）。
- 最近（近2年）已经暴露的人员。
- 免疫系统异常者（无论是由于原发性疾病还是相关治疗所致的疾病），包括HIV感染、癌症、器官移植、某些风湿性疾病及其免疫抑制剂治疗者（如长期类固醇治疗），以及糖尿病、慢性肾功能衰竭、硅沉着病、吸毒和营养不良。

发展为活动性结核病最重要的危险因素是人类免疫缺陷病毒（HIV）感染和获得性免疫缺陷综合征（艾滋病）。艾滋病晚期患者发生活动性疾病的风险增加近200倍；两种传染病彼此加快进程，从而导致全球发病率和死亡率的增高。

结核病难以确诊且需要长期治疗。由于有效控制结核病需要公共卫生基础设施和资源，故许多资源有限的国家结核病负担仍然很高。因为美国以外的某些国家结核病患病率较高，某些在国外出生的来自结核病流行地区的人，可能是潜在性结核病或活动性结核病的高危人群。

5岁以下特别是1周岁婴儿限制原发性结核感染扩散到其他器官的能力较低。青春期相关激素的变化导致原发性感染病灶愈合不良，以前年份感染的老年人免疫力减弱，导致疾病进展缓慢并伴有空洞病变。

传播途径 结核分枝杆菌主要通过吸入飞沫核而传播。与结核病传播密切相关的高危因素包括：

- 高感染剂量，通常发生于未经治疗且有严重咳嗽而不使用“咳嗽卫生用品”（捂住口/鼻），以及有严重疾病伴涂片阳性（仅用显微镜检查痰中细菌）、广泛肺部病变或有空洞病灶的成人和青少年。
- 被感染的体液气溶胶化。
- 长时间近距离暴露。

- 建筑物通风系统不良。

一般来说，传播结核病需重复直接暴露于感染者，但业已证明，与传染性强的患者共同呼吸空气可以造成传播。一旦成人被证实有活动性肺结核，则可能已经感染平均8～15人；然而，这在很大程度上取决于病人的传染性。通过显微镜在痰标本中易检出结核分枝杆菌的患者传染性更强，而其他人的传染性要弱一些。潜在性结核感染者，顾名思义，为无症状，无传染性。此外，婴幼儿通常被认为无传染性，他们通常无力咳嗽，不足以使感染气溶胶化。另外，儿童结核病的病原体数量少于成人和青少年。已经适当治疗并且症状消失的患者被认为无传染性。

只有肺外结核的患者被认为无传染性。罕见的例外可能包括从感染的淋巴结、耳、骨骼或皮损排出的脓性物质中有分枝杆菌的患者。这种脓性物质可借助照护人员的手携带，或可通过引流（如在伤口冲洗过程中）形成病原体的气溶胶化，通过直接接触传给他人。现已报告有数起结核病暴发，包括耐药菌株的传播。虽然许多暴发发生在教养所和医院，但也有一些暴发发生在学校和托幼机构。在几乎所有暴发案例中，传播来源于感染的成人或青少年，包括儿童的家庭成员、教师或其他学校工作人员。与其他传染病（如腹泻和病毒性呼吸道疾病）相比，婴幼儿传播结核病较为罕见。

潜伏期 从分枝杆菌进入人体到出现结核菌素皮肤试验（TST或皮肤过敏试验）阳性的潜伏期为2～10周不等。发生结核菌素过敏反应者可伴有发热，持续1～3周。有症状的疾病可能在初始感染后数周内发生（尤其是婴儿），或者在感染多年后由于发生其他疾病或使用治疗疾病[如人类免疫缺陷病毒(HIV)感染、糖尿病、白血病、肿瘤、骨髓或器官移植，某些风湿性疾病及其治疗]的化学药物，使人体正常免疫系统受到抑制而发生。

诊断

除病史和体格检查符合外，还要依靠结核病诊断试验，包括结核菌素皮肤试验（TST）、显微镜检查和体液培养等老方法做出诊断。TST 试验有多种，包括结核菌素法（芒图法，Mantoux）和多次穿刺技术等，后者由于不够精确，已被淘汰。目前，儿童诊断时仅建议采取芒图法。这种方法需要皮内注射精确剂量的抗原[结核菌素或纯蛋白衍生物（PPD）5 个单位]，48～72 小时后观察皮肤反应结果。如果机体已感染结核杆菌，则抗原会引发过敏反应，表现为注射部位皮肤肿胀，可伴有或不伴有发红。可以根据反应的大小将结核分枝杆菌与其他分枝杆菌区分开来。在最初 24 小时反应通常不明显，如果专业人员在 48～72 小时观测到 10mm 或以上的硬结，则认为是皮试阳性。在感染者的密切接触者中，皮试反应出现 5mm 或以上的硬结，也被认为阳性。阳性结果仅表示有结核分枝杆菌感染，诊断结核病还需结合胸部 X 线检查结果以及医师的进一步评估。

基础性疾病可能会抑制皮试的反应，因此，如果强烈怀疑患有结核病，必须继续用其他方法进行诊断。用显微镜从痰液、胃抽提液、其他体液或组织中检出或培养分离出结核分枝杆菌可以确诊。有时皮肤试验结果模棱两可，需在 3 个月内重复进行皮试。目前，全血金标干扰素释放试验（QuantiFERON Gold blood test，QFT-G）用于儿童（尤其是 5 岁以下儿童）结核病的诊断尚不成熟。

治疗

儿童结核病的治疗根据疾病分类（潜在感染与疾病）和疾病的解剖部位而异。潜在结核病感染儿童的特征为没有疾病症状、结核菌素皮肤试验阳性、胸片正常，可用单独异烟肼（INH）治疗，每日一次，连续9个月。对免疫系统异常（HIV感染或其他疾病）儿童，疗程可能需要延长。治疗活动性结核病患儿，通常采用异烟肼、利福平、吡嗪酰胺和乙胺丁醇（有时）中的三种或四种药物联合用药。通常最初2个月治疗时同时使用所有药物，随后4个月采用双药物疗法（异烟肼和利福平），总疗程为6个月。最初4～8周每天服药。由于分枝杆菌生长缓慢，随后服药改为每周2次。每周2次治疗方案特别适用于那些依从性差的家庭，同时在实际工作中也便于学校、幼儿园、公共卫生人员管理药物。但是这种间歇服药只适用于由公共卫生机构人员管理药物的直接面视治疗（DOT）项目。贯彻执行DOT项目是美国新发病例和耐药菌株减少的关键因素之一，这一战略得到了世界卫生组织（WHO）的认可。

播散性结核病（如严重肺部病变、粟粒性结核、结核性脑膜炎、骨感染等）或疑似耐药的结核患儿，通常应在发病的头几天或头几周住院治疗。一旦病情得以控制，就可在门诊治疗。根据临床反应和病原体对所用药物的敏感性，治疗时间可延长至12～18个月。耐多药结核（MDR TB）患者可采用其他抗结核药物，如注射药物（阿米卡星、卡那霉素、卷曲霉素、链霉素）加上氧氟沙星、乙胺丁醇和（或）乙硫异烟胺进行四种到六种药物的联合治疗。骨或关节受累往往需对局部感染进行外科引流。必须完成规定的疗程，以防止疾病复发或播散。婴幼儿无症状结核感染如未得到全程治疗，极有可能发生脑膜炎或粟粒性结核病。

传染期

无症状或非空洞性肺结核患儿几乎不传染。青少年及成人空洞性肺结核有传染性，如符合以下三点则无传染性，即开始有效抗结核治疗、咳嗽减轻、痰液抗酸染色镜检发现病原体数量减少。经刚刚几天的适当治疗后，传染性急剧下降，持续时间很少超过1～2周。由于受到耐多药结核病的威胁，对于高危患者而言，只有在痰液抗酸染色未见细菌时才被认为不再具有传染性。

感染控制

入园前筛查 工作人员被雇佣前应采用结核菌素皮肤试验进行筛查。在日间养老院，所有成员必须接受筛查，即使有些人不直接照顾孩子，也要接受筛查。皮肤试验阳性者，需进行胸部X线检查并接受医师评估。如果工作人员被确诊为活动性结核病，则需上报给公共卫生部门，同时患者应接受治疗，并被禁止入园，直到医师确认其不再具有传染性。同时，也要开展一个完整的接触者调查。

20世纪六七十年代结核病发病率相当高，当时建议对所有儿童用结核菌素皮肤试验来筛查潜在性结核感染。然而，随着发病率的下降，现在建议仅对高危儿童进行有针对性的结核病筛查。符合下列一项以上者为高危儿童：在美国境外出生，境外旅行，有结核病暴露史，与结核菌素皮肤试验阳性患者有密切接触史，与监狱、收容所的被收容者以及非法药品滥用者和HIV感染者有密切接触史，食用生牛奶或未经巴氏消毒的奶酪，与境外出生或旅游的人共同居住者。对有一个以上危险因素的儿童应进行筛查，若筛查结果为阳性，需接受医师评估，此外还要进行全面的接触者调查以确定传染源。

疫苗 卡介苗是与人结核分枝杆菌密切相关的牛结核分枝杆菌的减毒菌株，能有效防止结核感染引起的播散性疾病。全球只在发病率过高且感染者监测和治疗难以实现的地区对所有新生儿常规接种卡介苗。美国不常规使用卡介苗。

禁止入园 患有结核病的婴幼儿，只要按照精心制订的计划接受适当的化学治疗，可以照常入园。一旦症状消失，可恢复正常活动。对于伤口流脓的婴儿和儿童，需医生开具患儿伤口引流液不具传染性的证明。关键是要记住，儿童罹患结核病通常是因为新近接触成人或青少年而感染。因此，在所有接触者调查结束并开始治疗前，限制幼儿园其他儿童与有潜在传染性的成人或青少年接触是最重要的防控措施。

对其他儿童的建议 如发现病例，应上报公共卫生部门，并由公共卫生部门协助完成接触者调查。根据其他儿童接触成人传染源的程度，决定其筛查范围：

- 如果成人传染源是一名儿童照护人员或与儿童密切接触的家庭成员，则暴露的风险高，类似于家庭接触。对所有4岁以下儿童要进行结核菌素皮肤试验和胸部X线检查，并用异烟肼预防性治疗。对结核菌素皮肤试验阴性的儿童，需在12周后进行复检。如果结核菌素皮肤试验仍为阴性，初始胸片也为阴性，且儿童状态良好，则中止异烟肼治疗。如果第一次或第二次结核菌素皮肤试验为阳性，则继续使用异烟肼，持续至少9个月。4岁或以上儿童第一次结核菌素皮肤试验阴性，则不需使用异烟肼作预防性治疗，但应在12周后进行复检。
- 如果成人传染源是被感染儿童的家庭接触者，并且已被限制接触或不得接触幼儿园内其他儿童，则其他儿童的感染风险小。所有儿童首先要接受结核菌素皮肤试验，如果检查阳性，则需接受胸部X线检查和至少9个月的异烟肼治疗。如果检查阴性，则不建议在12周后进行结核菌素皮肤试验复检，除非接触者调查发现经常接触幼儿园儿童的其他家庭成员有活动性结核病。
- 如果指示病例感染了结核分枝杆菌的耐多药菌株，要考虑使用其他预防性药物。

对工作人员的建议 对儿童来说，与成人传染源接触的程度决定了所建议筛查的范围。如果与成人传染源频繁接触，则首先进行结核菌素皮肤试验，如结果阴性，需在12周后复检。免疫缺陷的成人如初始皮肤试验阴性，可在等待复检结果期间使用异烟肼预防性治疗。孕妇一般被视为健康成人，只有在明确诊断为传染病时才需要治疗。在皮肤试验阳性但未发病情况下，异烟肼预防性治疗可推迟到分娩后，除非孕妇最近刚与感染者有接触。如果不能确定接触成人传染源的程度，则建议作单次皮肤试验。

对父母的建议 必须告知父母园内情况，同时对其进行儿童发病风险方面的宣传教育。最有效的方式是与公共卫生部门或幼儿园医生顾问合作制作一份书面声明，此外还应召开小组会议。要让父母放心，并开展宣传教育以纠正对结核病的常见误解，这一点非常重要。如果成人传染源是家庭成员，与其他儿童很少接触或不接触，而且既不是老师，也不是儿童的照料人员，则儿童感染的风险较低，但要强调的是结核菌素皮肤试验仍可作为一种保守的预防措施。在幼儿园所有成人照料人员的结核菌素皮肤试验结果确认前，不得接受新的儿童入园。

(田 雨译 赵 露校)

第64章

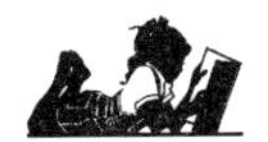

水痘 - 带状疱疹病毒（水痘、带状疱疹）

Anne A. Gershon

临床表现

水痘是水痘 - 带状疱疹病毒（VZV）原发感染引起的疾病。在前疫苗时代，水痘常见于10岁以下儿童；而现在，任何年龄组人群，包括年长儿童甚至成人，都可发生水痘。其临床表现为皮疹，开始时出现斑丘疹，随后迅速进展为疱疹、脓疱和结痂。病损集中于躯干、面部和头部，极度瘙痒。该病常伴有发热，持续5天左右。水痘的亚临床病例约占5%。在其他方面健康的人群，主要并发症是皮肤的双重细菌感染（特别是A群链球菌）。除免疫缺陷者外，儿童的水痘通常为良性。症状严重者可出现数以千计的皮损，且为出血性病变。原发性水痘肺炎是该疾病的严重并发症。一般情况下，皮疹的严重程度是判定水痘病情轻重的良好指标，病情越严重，皮损数越多。一般水痘患儿5天左右可产生250～500个疱疹。

带状疱疹是水痘 - 带状疱疹病毒（VZV）引起的继发感染。该病可发生于以前患过临床或亚临床水痘的人，而接种过疫苗的人则很少发病。在发生水痘期间，病毒潜伏于感觉神经节，并可持续数月到数年。自然感染后发生潜伏感染比接种疫苗后更为常见。发生带状疱疹时，病毒可感染皮肤的相应皮区，导致单侧局部疱疹，可有疼痛感。免疫缺陷患者和老年人发生带状疱疹很常见，但儿童也可发生。如果母亲怀孕时发生水痘，或1岁以下儿童患过水痘，则这些儿童发生带状疱疹的风险较高。儿童带状疱疹通常为轻型，为自限性疾病，除非儿童为免疫缺陷者。

病原体

水痘-带状疱疹病毒是一种与单纯疱疹病毒(HSV)、巨细胞病毒以及EB病毒等密切相关的疱疹病毒，只有一个血清型。这些病毒虽然有一些共同抗原，但互相之间并无交叉保护作用。所有疱疹病毒在原发感染后会潜伏于患者体内，随后可能会被重新激活。水痘带状疱疹病毒和单纯疱疹病毒潜伏于感觉神经节。

流行病学

病原体来源　水痘-带状疱疹病毒主要来自水痘和带状疱疹的皮损，皮损分泌物可有大量感染性病毒颗粒。据推测，患者搔抓皮损时病毒颗粒可出现气溶胶化。虽然从呼吸道分泌物培养病毒几乎不可能，但呼吸道也可能是感染性病毒的一个来源，而且儿童在水痘皮疹出现前1～2天可在某种程度上传染给他人。水痘极具传染性，但带状疱疹传染性较低。在这两种情况下，水痘可传染给他人。

高危人群　以前没有接种过疫苗或没有自然感染水痘-带状疱疹病毒的人，由于对水痘带状疱疹病毒缺乏抗体或没有细胞介导的免疫，故这些人在接触水痘或带状疱疹患者后有发生水痘的风险。水痘二代发病罕见，即使有发生，也很可能为轻症。受种疫苗的儿童在密切接触感染天然病毒的个体后，有10%～15%发生轻型水痘病例。患过水痘的人在随后暴露后再次发生亚临床感染是常见的。

如果细胞免疫缺陷患者以前没有感染过，则发生重症水痘的风险更高。如果新生儿母亲在分娩前5天到分娩后2天之间发生水痘，则新生儿也是发生重症水痘的高危人群。应该对其进行被动免疫和（或）抗病毒治疗（见治疗部分）。

传播途径 病毒通过空气途径传播。水痘不通过污染物传播，但可通过人与人接触传播。在家庭环境中易感人群的罹患率为80%～90%。对于不太密切的接触暴露（如在学校）导致的传播难以预测。这种疾病从出疹前1～2天到皮损结痂均有传染性。然而，已受种疫苗的儿童如发生水痘，则对其他人有传染性。皮损数量与传染强度通常呈正相关。

潜伏期 潜伏期为10～21天。

诊断

水痘和带状疱疹通常可以根据临床表现、接触史和皮疹的性质和分布做出诊断。当皮疹不具有水痘特点时，可采集皮肤刮片用市售的水痘-带状疱疹荧光素标记单克隆抗体进行染色，可在数小时内做出诊断。聚合酶链反应（PCR）用于水痘-带状疱疹感染的实验室诊断已越来越多，敏感度高，实用性好。该方法不仅可用于鉴定水痘-带状疱疹病毒感染，而且还可以确定感染是天然病毒所致还是疫苗株（Oka株）病毒所致。皮损也可用于病毒培养，但由于敏感度差以及费用较高，现在这种检测方法已很少使用。也可以检测急性期和恢复期水痘-带状疱疹病毒抗体滴度，但这种方法在发病后至少7～10天不能做出诊断。带状疱疹的诊断与水痘相同。然而，不必获取与水痘带状疱疹病毒感染者的接触史，因为带状疱疹是潜伏感染再激活的结果。

治疗

双盲安慰剂对照研究表明，儿童和青少年在出现水痘皮疹后24小时内口服阿昔洛韦（ACV）可缩短病程1天左右。美国儿科学会已提出使用阿昔洛韦治疗儿童水痘的建议。方法是对12岁以上儿童以及预测比家庭原发性病例更为严重的家庭继发性病例使用阿昔洛韦治疗。如果确认已经暴露，不建议用阿昔洛韦进行水痘预防性治疗。对于已经接种疫苗的儿童发生突破性水痘，通常不必使用抗病毒治疗。

对无水痘病史的免疫缺陷儿童，在与水痘或带状疱疹患者密切接触后3天（最长5天）内应该使用水痘免疫球蛋白（VariZIG）以取代水痘带状疱疹免疫球蛋白（VZIG）。如孕产妇在分娩前5天到分娩后2天内发生水痘，其所生的婴儿也应接受VariZIG。在加拿大，可根据研究性新药（IND）协议获得VariZIG，也可以从FFF企业（电话800-843-7477）获得该制剂。在美国，VariZIG未获许可，并需临床试验评审及管理委员会（IRB）批准。

对重症水痘患儿，应静脉注射阿昔洛韦治疗。发生水痘的免疫缺陷儿童，如未接种VZIG或水痘疫苗（详见下述），即使病情较轻，皮损较少，也应尽可能在疾病早期静脉注射阿昔洛韦治疗，主要是防止水痘肺炎的发生。

儿童带状疱疹是一种自限性疾病，通常不需要治疗，但三叉神经眼支发生带状疱疹和免疫缺陷儿童发生带状疱疹例外。每个病例的治疗需根据具体情况而定。剂量与治疗水痘相同。

传染期

水痘和带状疱疹患者在所有皮损结痂前，对其他人都有传染性，通常传染期为5～7天，但免疫抑制患者传染期可能较长。

感染控制

疫苗 1995年3月，美国食品药品管理局批准水痘减毒活疫苗（Oka株）用于对水痘易感的所有12月龄以上儿童和成人。美国儿科学会和美国疾病预防控制中心推荐对水痘易感人群接种水痘疫苗。该疫苗非常安全和有效，可预防大部分水痘病例。最初建议1～12岁儿童接种1剂，但在2006年，美国儿科学会推荐所有人接种2剂的程序。第2剂应在第1剂接种后至少4周才能接种，时间间隔可从数周至4～6年不等。鉴于第1剂接种后原发性免疫失败，一些专家赞同两剂之间的间隔应缩短（数周），而不应间隔太长（数年）。无病史的儿童和成人可以接种疫苗；现有的血清学试验灵敏度不高，难以确定无水痘病史者对水痘的免疫力。同样，这些试验不能准确显示水痘疫苗接种后的水痘免疫力。由于疫苗不能用于孕妇，而且建议妇女在接种水痘疫苗后至少3个月内不能怀孕，故确定无水痘病史的育龄期妇女有无抗体尤为重要。对水痘有免疫力的人意外接种水痘疫苗也是无害的。

禁止入园 急性自然（野生病毒）水痘患儿在所有皮损结痂前不能入园。通常隔离时间为5～7天。极少数带状疱疹患儿，如果皮损发生在躯干，且已用无菌敷料和纱布完全覆盖，则可以入园。

受种疫苗的儿童在接种后6周内可出现皮疹，但只有5%的受种儿童出现皮疹，而且大部分皮疹仅有几个皮损，与昆虫叮咬的皮损相似。虽然这些有皮疹患儿有可能将水痘带状疱疹疫苗株病毒传给他人，但发生疫苗株病毒传播是不可能的。然而，应该记住，在普遍使用水痘疫苗导致野生型水痘带状疱疹病毒（VZV）循环消失之前，部分看似疫苗相关皮疹的患儿实际上处于自然水痘的早期，接种疫苗时正处于潜伏期。因此，接种疫苗的儿童如出现提示水痘的疱疹，不应入园，直到疱疹变干或做出不是水痘的其他诊断，特别是在第一剂接种后头2周。疫苗病毒的传播比野生型水痘带状疱疹病毒传播的危险性低。疫苗株病毒不太可能导致传播，由于疫苗株病毒已减毒，即使发生传播，其导致的水痘是极其轻微的。疫苗株病毒毒性的临床逆转尚未发现。在一般情况下，这些建议也适用于最近已受种的成人。强烈建议幼儿园要预先制定有关对儿童和成人接种疫苗的管理政策。随着疫苗接种更广泛地实施，这些政策需要定期修订。

在幼儿园常规接种水痘疫苗可以有效预防疾病。然而，在幼儿园受种儿童中已发生野生型病毒导致的暴发。这些罕见事件很可能发生于对疫苗无免疫应答的儿童，但由免疫力减弱导致的可能性很低。虽然有报告已接种疫苗的儿童发生带状疱疹，但很罕见。这些病例中三分之二由疫苗（Oka株）病毒所致，三分之一由天然野生型水痘带状疱疹病毒引起。如需用PCR检测水痘带状疱疹病毒，可拨打免费电话1-800-672-6372，该电话可提供有关默克公司（生产厂家）、美国食品药品管理局和哥伦比亚大学开展检测的信息。疫苗受种者可将水痘传播给易感的儿童和成人。

对已经暴露的易感人群接种疫苗现已得到认可（“暴露后预防”）。水痘疫苗对终止感染暴发（包括在幼儿园发生的感染暴发）是有用的。已接种2剂的儿童如发生暴露，则不必进行额外的疫苗接种。

对其他儿童的建议　推荐仅对有免疫缺陷的发生重症水痘的高危儿童进行被动免疫。

对工作人员的建议　未患过水痘的成人应该在暴露于水痘带状疱疹病毒前接种疫苗。成人应接种2剂，间隔4～8周。约90%的成人受种后可获得对水痘的免疫力。如成人接种2剂疫苗后未发生血清阳转，可接种第3剂，并且重新检测抗体的产生情况，但应当指出，现在使用的大多数血清学试验缺乏达到此目的的敏感度。接种3剂疫苗后血清阳转失败的成人，对第4剂疫苗产生免疫应答的可能性不大。大多数接种2剂疫苗后血清阳转的成人可望能预防水痘；约10%可能发生轻微水痘，平均有50个皮损并能很快痊愈。血清阳转的成人受种者在暴露于野生型病毒后发生突破性水痘的可能性不大。对水痘易感的孕妇如在妊娠初期和中期发生野生型水痘，则出生的儿童中有2%会发生先天性水痘综合征的一系列特征性出生缺陷（皮肤、神经系统和眼睛）。尚未观察到由疫苗病毒引起的这种综合征。

对父母的建议 如托幼机构的儿童或工作人员发生水痘，应告知父母，以免家庭中对水痘易感的孕妇或免疫缺陷的患者获得感染。

（田 雨译 赵 露校）

第 65 章

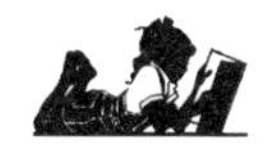

耶尔森菌属

Barbara A. Jantausch　William J. Rodriguez

临床表现

鼠疫耶尔森菌可导致人类鼠疫，小肠结肠炎耶尔森菌和假结核耶尔森菌可引起胃肠道疾病，这些疾病统称为耶尔森菌病。小肠结肠炎耶尔森菌主要导致腹泻、恶心和发热，也可引起肠系膜淋巴结炎，是引起肠炎大流行的主要原因。感染小肠结肠炎耶尔森菌的儿童可表现为高热，体温可达 40℃，伴血便、恶心、呕吐以及腹部绞痛。可发生水样泻，但往往带有黏液。疾病可持续数天至 1 个月，但通常不到 10 天。感染可无症状。假结核耶尔森菌感染可表现为腹痛和肠系膜淋巴结炎。小肠结肠炎耶尔森菌和假结核耶尔森菌可引起假阑尾炎综合征，在大多数情况下，医生往往会做阑尾切除术，结果发现阑尾正常但肠系膜淋巴结化脓。

耶尔森菌感染的肠道外表现为反应性关节炎、结节性红斑、Reiter 综合征、血小板减少症、菌血症和脑膜炎。无症状感染罕见。

病原体

耶尔森菌是一种不发酵乳糖的肠道革兰阴性杆菌，属肠杆菌科。耶尔森菌属包括鼠疫耶尔森菌、假结核耶尔森菌和小肠结肠炎耶尔森菌等三种。根据菌体O抗原不同，假结核耶尔森菌可分为至少11个血清型；小肠结肠炎耶尔森菌有50多个O抗原血清型，其中O3和O9是导致腹泻的主要血清型。

流行病学

病原体来源 鼠疫耶尔森菌主要存在于被污染的食物、水和动物携带者，特别是犬、猫（尤其是动物收容所中的猫）、猪、牛、山羊、马、兔、松鼠、啮齿动物、家禽和鱼。与处理过猪肠的成人接触是婴幼儿发生耶尔森菌病的公认原因。冬季发生小肠结肠炎耶尔森菌病比夏季多。

高危人群 患有溶血性疾病（如导致铁储存增高的疾病）的儿童，因为需要接受免疫抑制剂治疗，因此感染风险较高。目前已有医院小肠结肠炎耶尔森菌感染的报告。

传播途径 被动物粪便或尿液污染的食物或水可能是传播的主要途径，其他途径包括粪-口传播和人-人传播。病原体可在冷藏的牛奶中存活。

潜伏期 潜伏期为2～11天，平均5天，有时也可延长至3周。

诊断

用肠道培养基在室温条件下作粪便培养以促进细菌生长，并可从培养物中分离出小肠结肠炎耶尔森菌。通过冷增菌，使用肉汤培养基在4～6℃条件下孵育数周，可以增加检出率，但是太费时，因而不适用于急性临床疾病。很难从粪便中检出假结核耶尔森菌，在肠系膜淋巴结炎病例中，该菌可从受感染的淋巴结中检出。在播散型感染病例中，用普通培养基（如支持革兰阴性细菌生长的血琼脂培养基）易检出耶尔森菌。如致病的细菌血清型特异性抗体滴度升高4倍，即可做出诊断。

治疗

尽管还不能确定抗生素治疗对小肠结肠炎耶尔森菌引起的小肠结肠炎是否有效，但仍建议根据耐药谱对有症状患者口服有效抗菌药物进行治疗。小肠结肠炎耶尔森菌通常对氨基糖苷类、三代头孢菌素、氯霉素、氟喹诺酮类、甲氧苄啶-磺胺甲噁唑（TMP-SMZ）敏感。对9岁以上儿童，如果四环素对病原体敏感，则可以用于治疗。对非侵袭性肠道疾病，应使用易吸收的抗生素，连续治疗5～7天。对败血症或播散性感染的患者，可能需要较长一段时间的肠道外抗生素治疗。

传染期

在症状消失后4～79天（平均27天）或在抗生素治疗后6周内，小肠结肠炎耶尔森菌仍可从粪便中检出。

感染控制

疫苗 尚无疫苗可用。

禁止入园 尽管传染期未知，且患者在抗生素治疗结束后仍可排菌，但是如果儿童有症状，应禁止其入园。

对其他儿童的建议 儿童应避免接触粪便。幼儿园的其他儿童如有腹泻症状，应禁止其入园，并采集粪便标本作耶尔森菌培养。

对工作人员的建议 对出现症状的工作人员应居家隔离，并采集粪便做耶尔森菌培养。所有工作人员应保持良好的洗手习惯；应妥善处理尿布，应单独设置尿布区和食物准备区；对感染儿童玩过的玩具应进行消毒；暴发期间不应接收新的儿童入园。

对父母的建议　父母应注意观察孩子的肠炎症状。如儿童出现症状，应该离开幼儿园，到儿科就诊，并做粪便培养。父母应将幼儿园的发病情况告诉医生。

（田　雨 译　赵　露 校）